がん医療におけるこころのケアガイドラインシリーズ 3

遺族ケアガイドライン

がん等の身体疾患によって重要他者を失った遺族が経験する
精神心理的苦痛の診療とケアに関するガイドライン

2022年版

編集 ｜ 一般社団法人　日本サイコオンコロジー学会
　　　 一般社団法人　日本がんサポーティブケア学会

金原出版株式会社

Care of psychologically distressed bereaved families
who have lost members to physical illness including cancer :
JPOS–JASCC Clinical Practice Guidelines

edited by
Japan Psycho-Oncology Society
Japanese Association of Supportive Care in Cancer

日本サイコオンコロジー学会　ガイドライン策定委員会

統括委員会

委員長	奥山　徹*	名古屋市立大学医学部附属西部医療センター精神科／緩和ケアセンター
副委員長	稲垣　正俊*	島根大学医学部精神医学講座
委員	明智　龍男*	名古屋市立大学大学院医学研究科精神・認知・行動医学分野
	内富　庸介*	国立がん研究センター中央病院支持療法開発センター／精神腫瘍科，がん対策研究所
	貞廣　良一*	国立がん研究センター中央病院精神腫瘍科
	吉内　一浩	東京大学医学部附属病院心療内科

遺族ケア小委員会

委員長	松岡　弘道*	国立がん研究センター中央病院精神腫瘍科／支持療法開発センター
副委員長	明智　龍男*	名古屋市立大学大学院医学研究科精神・認知・行動医学分野
	大武　陽一*	今井病院内科
	久保田陽介*	名古屋市立大学大学院医学研究科精神・認知・行動医学分野
	瀬藤乃理子	福島県立医科大学医学部災害こころの医学講座
	藤森麻衣子*	国立がん研究センターがん対策研究所支持・サバイバーシップ TR 研究部
委員	浅井真理子	日本医科大学医療心理学教室
	大西　秀樹	埼玉医科大学病院精神腫瘍科
	岡村　優子	国立がん研究センターがん対策研究所支持・サバイバーシップ TR 研究部
	加藤　雅志	国立がん研究センターがん対策情報センターがん医療支援部†
	倉田　明子	広島大学病院精神科／緩和ケアセンター
	阪本　亮	近畿大学内科学教室心療内科部門／緩和ケアセンター
	篠崎久美子	国立がん研究センターがん対策研究所支持・サバイバーシップ TR 研究部
	四宮　敏章	奈良県立医科大学附属病院緩和ケアセンター
	竹内　恵美	国立がん研究センターがん対策研究所がん医療支援部
	蓮尾　英明	関西医科大学心療内科／緩和ケアセンター
	宮本せら紀	東京大学医学部附属病院心療内科
外部委員	眞島　喜幸	特定非営利活動法人パンキャンジャパン
アドバイザー	坂口　幸弘	関西学院大学人間福祉学部人間科学科

外部評価委員会

	小松　浩子	日本赤十字九州国際看護大学
	下山　理史	愛知県がんセンター緩和ケアセンター／緩和ケア部
	白井　明美	国際医療福祉大学赤坂心理・医療福祉マネジメント学部心理学科
	鶴谷　純司	昭和大学先端がん治療研究所

デルファイ委員会

有賀　悦子	帝京大学医学部緩和医療学講座（日本癌治療学会）
岩滿　優美	北里大学大学院医療系研究科・医療心理学（日本心理学会）
大坂　　巌	HITO 病院緩和ケア内科（日本ホスピス緩和ケア協会）
齊藤　光江	順天堂大学医学部乳腺腫瘍学講座（日本癌学会）
佐伯　吉規	がん研有明病院緩和治療科（日本総合病院精神医学会）
櫻井　公恵	全国がん患者団体連合会（患者団体）
佐藤　聡美	聖路加国際大学公衆衛生大学院健康・行動科学講座（日本心理臨床学会）
里見絵理子	国立がん研究センター中央病院緩和医療科（日本がんサポーティブケア学会）
澤　　祥幸	岐阜市民病院がん診療局（日本臨床腫瘍学会）
杉本　由佳	すぎもと在宅医療クリニック（日本在宅医療連合学会）
所　　昭宏	近畿中央呼吸器センター心療内科／支持・緩和療法チーム（日本心療内科学会・日本心身医学会）
中島　信久	琉球大学病院地域・国際医療部／緩和ケアセンター（日本緩和医療学会）
中村　健児	東札幌病院緩和ケア内科（日本臨床死生学会）
林　　章敏	聖路加国際病院緩和ケア科（日本死の臨床研究会）
水野　　篤	聖路加国際病院循環器内科（日本心不全学会）
村上　典子	神戸赤十字病院心療内科（日本グリーフ＆ビリーブメント学会）
矢野　和美	国際医療福祉大学大学院（日本がん看護学会）

執筆協力者

伊藤　嘉規	名古屋市立大学病院臨床心理室
小崎丈太郎	特定非営利活動法人パンキャンジャパン
近藤(有田)恵	大阪医科薬科大学
島袋　百代	特定非営利活動法人パンキャンジャパン
中島　聡美	武蔵野大学人間科学部
広瀬　寛子	戸田中央総合病院カウンセリング室
古谷佐和子	特定非営利活動法人パンキャンジャパン
山崎　浩司	静岡社会健康医学大学院大学

作成協力者（文献検索担当）

逸見麻理子	一般財団法人国際医学情報センター医薬情報部 EBM 担当
千葉　広明	一般財団法人国際医学情報センター医薬情報部 EBM 担当

（五十音順）

*日本がんサポーティブケア学会サイコオンコロジー部会と兼任
†所属は 2021 年当時

発刊にあたって

一般社団法人 日本サイコオンコロジー学会
代表理事　吉内一浩

　わが国のがん医療をめぐる状況に関しましては，まず，2007年4月に「がん対策基本法」が施行され，この法律に基づき，同年6月に「がん対策推進基本計画」が策定され，それ以降，様々ながん対策が進められています。「がん対策推進基本計画」に関しましては，およそ5年に1回，見直しが行われ，現在は，2018年3月に策定された第3期の計画に基づいて，施策が進められています。

　この第3期の「がん対策推進基本計画」の中で，「取り組むべき施策」のひとつとして，「がん患者の家族，遺族等に対するグリーフケアの提供に必要な研修プログラムを策定し，緩和ケア研修会等の内容に追加する」ことが，策定されていることからも明らかなように，がん患者の遺族に対するケアの社会的ニーズが高まっています。

　このような状況の中，日本サイコオンコロジー学会の前代表理事の明智龍男先生が研究代表者の厚生労働科学研究費補助金（がん対策推進総合研究事業）において「がん患者の家族・遺族に対する効果的な精神心理的支援法の開発研究（課題番号19EA1013）が採択されたことにより，日本サイコオンコロジー学会ガイドライン策定委員会に遺族ケア小委員会が設置され，また，日本がんサポーティブケア学会の協力も得ながら，本ガイドラインが作成されたことは，大変時宜を得たものであると同時に，社会的にも大きな意義を持つものであると考えられます。

　臨床疑問は，2つだけではありますが，遺族ケアにおいて，エビデンスをまとめた意義は大きく，また，臨床上も大変参考になると思います。さらに，総論の部分では，遺族ケアに必要な様々な学問領域に関する知識がまとめられており，本ガイドラインの厚みを増していると思います。

　本ガイドラインの後半に，明智先生が「加藤雅志先生を偲んで」というタイトルでの寄稿をされていますように，本ガイドラインの作成においても，大変重要な役割を担われていた加藤雅志先生が，2021年6月11日に急逝されました。私自身も大変お世話になっていただけに，今でも実感が湧かない状況です。加藤先生の思いも詰まった本ガイドラインが，広く利用され，一人でも多くのご遺族のお役に立つことを心より祈念しております。

2022年5月

発刊にあたって

一般社団法人 日本がんサポーティブケア学会

理事長　佐伯俊昭

　日本がんサポーティブケア学会は，「がん医療における支持医療を教育，研究，診療を通して確立し，国民の福祉（Welfare）に寄与する」ことを基本的理念として，2015年に設立された学会です。本学会の特徴として，支持療法の17領域について部会が結成されており，各領域の臨床・研究・教育を推進するために各部会が独立して活発な活動を行っている点があります。サイコオンコロジー部会もその部会の一つで，内富庸介（国立がん研究センター）部会長を中心として，がん患者における精神心理的支援について，日本サイコオンコロジー学会と連携しながら取り組んでいます。

　本学会では，ミッションの一つとして「がん支持医療に関する標準治療の情報発信」を掲げており，ガイドラインの策定はその重要な方策の一つです。これまでサイコオンコロジー部会では，せん妄，コミュニケーション，精神心理的負担などのテーマに関するガイドラインの策定に取り組んできておりますが，この度，「遺族ケアガイドライン―がん等の身体疾患によって重要他者を失った遺族が経験する精神心理的苦痛の診療とケアに関するガイドライン―」を出版する運びとなりました。今回も，他のガイドラインと同様に，「Minds診療ガイドライン作成マニュアル」に基づいて，系統的レビューを実施して最新の知見を収集するとともに，透明性・妥当性を担保する方策を講じて策定されています。その過程において，多くの外部評価委員の方々，関連学会からご推薦頂いたデルファイ委員の方々に，多大なご協力を賜りました。改めて御礼申し上げます。

　多くの医療者にとって，患者さんの死は治療の終わりであっても，ご遺族にとっては苦しみの始まりでもあります。最愛の家族や大切な人を失うことは，多くの人にとって人生で最大の苦しみともいえます。そして，また時には患者さんがまだお元気な時から，患者家族への配慮も必要です。ところが，このようなご遺族の経験する心理状態や精神症状については，国際的にも研究方法や評価方法に議論があるところが大きいため，臨床試験も少なく，個別性が高い領域です。また海外と日本での文化的な差異も大きい領域でもあります。このため，まずは現状を整理するために，臨床疑問としては薬物療法，非薬物療法の2つに絞って取り上げ，総論やコラムに十分な紙面を割き，詳細な解説を行うことを意識して作成されています。

　また，本ガイドラインには，「がん等の身体疾患によって重要他者を失った遺族が経験する精神心理的苦痛の診療とケアに関するガイドライン」という副題がついています。がんのみならず，広く身体疾患によって重要他者を失ったご遺族に対しての知見が含まれており，成人遺族を対象に広く応用可能なガイドラインといえると考えます。

　しかしながら，ガイドラインは出版されただけでは患者さんやご家族に貢献することはできず，広く医療者の方に日常臨床で活用して頂き，推奨に基づく診療やケアが実践されることで初めてその本来の目的を達するものです。本ガイドラインをより良い遺族ケアの指針として，ぜひお役立て頂けましたら，それに勝る喜びはございません。またその過程においてお気づきの点などがございましたら，さらなる今後の改訂の参考とさせて頂きますので，ぜひ学会事務局までフィードバックして頂けましたら幸いです。

2022年5月

遺族ケアガイドライン作成の経緯について

名古屋市立大学大学院医学研究科精神・認知・行動医学分野

明智龍男

　ガイドラインをご覧になられた方は，今回のガイドラインが他の学会等で編纂されているものに比べて，臨床疑問が2つのみで，また総論やコラムなどが多いことに疑問をもたれるかもしれない。それらの理由を含めて，本ガイドラインが作成された経緯について簡単に紹介しておきたい。

　元々は，私が研究代表者として申請していた厚生労働科学研究費補助金（がん対策推進総合研究事業）において「がん患者の家族・遺族に対する効果的な精神心理的支援法の開発研究（課題番号19EA1013），研究実施期間：令和元年9月1日〜令和4年3月31日」が採択されたことに端を発する。その申請に際して，実施する研究内容の一つとしてわが国の家族・遺族ケアについて Minds 診療ガイドライン作成マニュアルに基づきガイドラインを作成する，という研究を含めていた。一方で，研究の実施期間が限られており，その期間内に作業を終え，成果を出す必要があったため，日本サイコオンコロジー学会に支援を依頼し，ガイドライン小委員会が設置され，委員の方の多大な協力により，本ガイドラインが作成されるに至った。元々の厚生労働科学研究費補助金においての課題が，わが国のがん患者の家族・遺族に対する効果的な精神心理的支援法のガイドライン作成であったため，当初2つの臨床疑問が設定され，それに沿ってガイドライン作成が開始された。そのため，元々の目的を達成するために，臨床疑問が2つのみとなっている。加えて，実際にシステマティックレビューを進めていく過程で，がんのみを対象とすると臨床研究がほとんど存在しない可能性が示唆されたことと，より広い対象を念頭に作成することで，ガイドラインをより有用なものにすることができるのではという議論を経て，今回のガイドラインでは，がんのみでなく，より広く対象を設定することになった。以上のような経緯から，文中には「がん」のみではなく，「がん等」という文言が適宜含められることになった。また，ガイドラインを作成するプロセスにおいて，ガイドラインの利用者のことを考えると，遺族の経験する心理状態や精神症状については，国際的にもその捉え方や考え方に差異が大きく，まずこれらの現状を整理する必要が指摘されたため，総論やコラムで十分な解説を行うことになった。

　結果的には，臨床疑問は2つのみであるが，その他，総論やコラムなどを含めると，わが国で編纂された遺族ケアの指針に関しては，最もまとまった学際的な内容に仕上がっているのではないかと考えている。

　最後に，短期間で本ガイドラインをまとめる陣頭指揮をとっていただいた委員長の松岡弘道先生，同様に多大なご協力をいただいた副委員長の大武陽一先生，久保田陽介先生，瀬藤乃理子先生，藤森麻衣子先生，ガイドライン委員の先生方，そして学識経験者として全体のご指導をいただいた坂口幸弘先生に深謝いたします。

利益相反の開示

[経済的 COI 開示方針]
・日本医学会の指針に基づく基準を用いて，過去 3 年分を申告した。
・提出のフォーマットは，日本サイコオンコロジー学会（JPOS）の申告書を用いた。
・製薬メーカーなどの競争的資金なども，COI の対象とした。
・主任教授，部門責任者などの立場にある場合，教室（部門）全体に入った資金とみなされる場合は COI として開示する。
・開示項目：
　①役員・顧問職（100 万円以上）
　②株（利益 100 万円以上/全株式 5%以上）
　③特許使用料など（100 万円以上）
　④講演料など（50 万円以上）
　⑤パンフレットの執筆など（50 万円以上）
　⑥研究費（100 万円以上）
　⑦奨学寄付金（100 万円以上）
　⑧寄附講座所属
　⑨その他報酬（5 万円以上）

[学術的（アカデミック）COI 開示方針]
・2019 年以降 2021 年 12 月末までに全国規模以上の学術団体およびそれに準ずるものの理事，監事以上の役職に就いている場合はアカデミック COI として開示する。
・2019 年以降 2021 年 12 月末までにガイドラインおよびそれに準ずるものにメンバーとして関わった場合はアカデミック COI として開示する。

| | 氏名
（所属） | 経済的 COI
申告内容 | 学術的 COI 申告内容 | | ガイドライン作成の役割 | | |
			学術団体の理事・ 監事以上の役職	ガイドライン	役職	ガイドライン 担当領域	システマティック レビュー担当領域
統括委員会	奥山徹 （名古屋市立大学医学部附属西部医療センター）	該当なし	JPOS 理事	JPOS せん妄ガイドライン（統括），コミュニケーションガイドライン（統括），気持ちのつらさガイドライン（統括）	委員長	統括・指揮・最終決定/Ⅰ章/Ⅳ章-1	－
	稲垣正俊 （島根大学）	**開示項目④** 大日本住友製薬 **開示項目⑦** アステラス製薬，エーザイ，大塚製薬，第一三共，武田薬品工業	JPOS 理事	JPOS せん妄ガイドライン（統括），コミュニケーションガイドライン（統括），気持ちのつらさガイドライン（統括）	副委員長	統括	－
	明智龍男 （名古屋市立大学大学院）	**開示項目④** 武田薬品工業，ファイザー **開示項目⑤** 医学書院	JPOS 理事	JPOS せん妄ガイドライン（統括），コミュニケーションガイドライン（統括），気持ちのつらさガイドライン（統括）	委員	統括	－
	内富庸介 （国立がん研究センター）	該当なし	JPOS 理事，日本がんサポーティブケア学会理事	JPOS せん妄ガイドライン（統括），コミュニケーションガイドライン（統括），気持ちのつらさガイドライン（統括），日本がんサポーティブケア学会ガイドライン委員長	委員	統括	－

	氏名 （所属）	経済的 COI 申告内容	学術的 COI 申告内容		ガイドライン作成の役割		
			学術団体の理事・ 監事以上の役職	ガイドライン	役職	ガイドライン 担当領域	システマティック レビュー担当領域
統括委員会	貞廣良一 （国立がん研究セン ター中央病院）	該当なし	JPOS 理事	JPOS せん妄ガイド ライン（統括，委員）， コミュニケーション ガイドライン（統 括），気持ちのつらさ ガイドライン（統括）	委員	統括	—
	吉内一浩 （東京大学医学部附 属病院）	**開示項目⑦** 金子書房	JPOS 代表理事，日 本心身医学会理事， 日本心療内科学会 理事，日本女性心 身医学会理事，日 本行動医学会理事， 日本自殺予防学会 理事，日本交流分 析学会副理事長， 日本自律訓練学会 理事，日本摂食障 害学会理事	JPOS せん妄ガイド ライン（統括，委員）， コミュニケーション ガイドライン（統括）， 気持ちのつらさガイ ドライン（統括）	委員	統括	—
遺族ケア小委員会	松岡弘道 （国立がん研究セン ター中央病院）	該当なし	JPOS 理事	—	委員長	統括/Ⅰ章/Ⅲ 章-3/Ⅳ章-1, 2, 3, 4	—
	明智龍男 （名古屋市立大学大 学院）	**開示項目④** 武田薬品工 業，ファイ ザー **開示項目⑤** 医学書院	JPOS 理事	—	副委員長	Ⅰ章-2, 3/Ⅲ 章-はじめに, 5, 7/Ⅳ章-3/コラム	—
	大武陽一 （今井病院）	該当なし	—	—	副委員長	Ⅲ章-3/Ⅳ章-3/ Q&A	—
	久保田陽介 （名古屋市立大学大 学院）	該当なし	—	—	副委員長	Ⅲ章-臨床疑問 1/Ⅳ章-1, 2, 3	—
	瀬藤乃理子 （福島県立医科大 学）	該当なし	—	—	副委員長	Ⅰ章-2, 3/Ⅱ章- 総論 1，総論 2/ Ⅳ章-3, 4	—
	藤森麻衣子 （国立がん研究セン ター）	該当なし	JPOS 理事	JPOS コミュニケー ションガイドライン （副委員長），気持ち のつらさガイドライ ン（副委員長），日本 膵臓学会 膵癌診療ガ イドライン（委員）， 患者・市民・医療者 をつなぐ膵がん診療 ガイドラインの解説 （委員），Minds 患 者・市民参画診療ガ イドライン作成検討 会（委員）	副委員長	Ⅲ章-5/Ⅳ章-3/ Q&A	—
	浅井真理子 （日本医科大学）	該当なし	—	JPOS コミュニケー ションガイドライン （委員）	委員	Ⅲ章-臨床疑問 1/Ⅳ章-1, 2	—
	大西秀樹 （埼玉医科大学病 院）	該当なし	—	—	委員	Ⅱ章-総論 3	—

	氏名 (所属)	経済的 COI 申告内容	学術的 COI 申告内容		ガイドライン作成の役割		
			学術団体の理事・ 監事以上の役職	ガイドライン	役職	ガイドライン 担当領域	システマティック レビュー担当領域
遺族ケア小委員会	岡村優子 (国立がん研究センター)	該当なし	—	JPOS 気持ちのつらさガイドライン（委員），コミュニケーションガイドライン（委員）	委員	Ⅲ章-1	—
	加藤雅志 (国立がん研究センター)	該当なし (2019 年 1 月 1日〜2019 年 12 月 31 日)	—	—	委員	Ⅱ章-総論 4，総論 5/Ⅲ章-2，臨床疑問 1	—
	倉田明子 (広島大学病院)	該当なし	—	JPOS 気持ちの・つらさガイドライン（委員）	委員	Ⅲ章-2，4	—
	阪本亮 (近畿大学)	該当なし	—	—	委員	Ⅲ章-3，臨床疑問 2/Ⅳ章-1，2	—
	篠崎久美子 (国立がん研究センター)	該当なし	—	—	委員	Ⅲ章-1	—
	四宮敏章 (奈良県立医科大学附属病院)	**開示項目④** 第一三共	JPOS 理事	—	委員	Ⅱ章-総論 3	—
	竹内恵美 (国立がん研究センター)	該当なし	—	—	委員	Ⅱ章-総論 4，総論 5/Ⅲ章-2，臨床疑問 1/Ⅳ章-1，2	—
	蓮尾英明 (関西医科大学)	該当なし	—	—	委員	Ⅲ章-3，臨床疑問 2/Ⅳ章-1，2	—
	宮本せら紀 (東京大学医学部附属病院)	該当なし	—	—	委員	Ⅲ章-3，4	—
	眞島喜幸 (パンキャンジャパン)	該当なし	—	日本膵臓学会 膵癌診療ガイドライン（委員），患者・市民・医療者をつなぐ膵がん診療ガイドラインの解説（委員）	外部委員	コラム	—
	坂口幸弘 (関西学院大学)	該当なし	—	—	アドバイザー	Ⅳ章-4	—
外部評価委員会	小松浩子 (日本赤十字九州国際看護大学)	該当なし	日本がん看護学会監事，日本女性医学学会監事，日本看護系学会協議会監事，日本看護系大学協議会理事	—	委員		
	下山理史 (愛知県がんセンター)	該当なし	日本緩和医療学会理事	JPOS コミュニケーションガイドライン（委員）	委員		
	白井明美 (国際医療福祉大学)	該当なし	日本トラウマティック・ストレス学会理事		委員		

xi

	氏名 (所属)	経済的 COI 申告内容	学術的 COI 申告内容		ガイドライン作成の役割		
			学術団体の理事・ 監事以上の役職	ガイドライン	役職	ガイドライン 担当領域	システマティック レビュー担当領域
外部評価委員会	鶴谷純司 (昭和大学)	**開示項目④** 第一三共，日 本イーライリ リー **開示項目⑥** エーザイ，第 一三共 **開示項目⑦** エーザイ	―	―	委員	―	―

（五十音順）

目 次

Ⅲ章　精神心理的苦痛が強い遺族への治療的介入

Ⅳ章　資　料

臨床疑問

Column

Ⅰ章
はじめに

1 ガイドライン作成の経緯と目的

1 ガイドライン作成の経緯

　遺族ケアガイドライン2022年版（以下，本ガイドラインとする）は日本サイコオンコロジー学会と日本がんサポーティブケア学会により作成された。

　日本サイコオンコロジー学会（Japan Psycho-Oncology Society：JPOS）とは，がんに関連した心理・社会・行動的側面について科学的な研究と実践を行い，がん患者と家族により良いケアを提供していくことを目指している学会である。サイコオンコロジー（Psycho-Oncology）とは，サイコロジー（Psychology：心理学）やサイカイアトリー（Psychiatry：精神医学）という言葉の「サイコ」と，オンコロジー（Oncology：腫瘍学）という言葉からの造語で，「精神腫瘍学」と翻訳されている。日本サイコオンコロジー学会は1987年に創設され，今日までがん医療における心理社会的ケアについて，その専門家を中心にさまざまな情報発信を行ってきた。

　日本がんサポーティブケア学会（Japanese Association of Supportive Care in Cancer：JASCC）とは，がん医療における包括的な支持療法を教育，研究，診療を通して確立し，国民の福祉に寄与することを基本理念とする学会である。日本がんサポーティブケア学会では，さまざまな支持療法に関する最新の知見を収集し，現時点における最も適切な診療指針を発信していくことを重要な役割の一つとして位置づけている。

　両学会は互いに密接に連携し，がん患者の心理社会的支援に関する適切な診療指針を作成し公表するなどの活動を通して，わが国のがん医療に良質な「こころのケア」の均てん化を図っていくことを目指している。

　近年の医学の進歩は著しく，さまざまな疾患や問題に対して日々新しい知見が生み出されており，がん患者への精神心理的ケアについても例外ではない。しかしそのような新しい知見は膨大にあり，医療者が常に自ら学習したとしても，個人がすべての新しい知見に精通するということは現実的には不可能である。診療ガイドラインとは，最新のエビデンスを日常臨床で円滑に活用するために導入が図られてきたものである。ところで，がん患者における精神心理的ケアにおいては，広くがん患者に関わるすべての医療者が適切な一次的ケアを提供できることが何より重要である。そこで日本サイコオンコロジー学会と日本がんサポーティブケア学会は，すべての医療者ががん患者に対してエビデンスに基づく適切な精神心理的ケアを提供できるようになるための一助として，精神心理的問題に関する診療ガイドラインの作成に取り組むこととした。

　診療ガイドラインの作成において最も大切なことは信頼性である。その信頼性を確保するためには，個人の恣意的な考えのみで記載されるのではなく，エビデンスに基

づいて科学的な判断がなされること，そして作成プロセスそのものに普遍性と透明性が担保されていることが重要である。この信頼性を確保するために，日本サイコオンコロジー学会と日本がんサポーティブケア学会では，厚生労働省の委託を受けて，公益財団法人日本医療機能評価機構が運営する，EBM 普及推進事業 Minds による「診療ガイドライン作成マニュアル」に則ってガイドラインを作成することとした。なお，Minds による診療ガイドラインの定義は「診療上の重要度の高い医療行為について，エビデンスのシステマティックレビューとその総体評価，益と害のバランスなどを考慮して，患者と医療者の意思決定を支援するために最適と考えられる推奨を提示する文書」となっている。日本サイコオンコロジー学会による診療ガイドラインでは，包括的な文献検索を行い，なるべく最新の知見を集積し，それに基づいて推奨を記載するよう心がけている。しかし，がん患者における精神心理的ケアに関するエビデンスは必ずしも十分でなく，メタアナリシスなどの統計学的検討が困難である臨床疑問も少なくない。そこでさまざまな職種のエキスパートで委員会を構成し，委員会としてのコンセンサスによって記述する方法も採用した。

2 ガイドラインの目的

現在わが国では年間 37 万人以上ががんで亡くなっている。患者の死は，多くの医療者にとっての治療の終結であっても，遺族にとっては死別の苦しみのなかで生きていくことの始まりを意味する。また予期悲嘆といわれるように，がんの診断時から悲嘆反応がみられることもある。がんに限らず最愛の家族や大切な人（本ガイドラインでは，重要他者＝significant others という言葉を用いる）を失うことは，多くの人にとって人生で最大の苦しみともいえる。このように，がんは患者のみならず家族・遺族にとっても大きな苦しみとなるため，サイコオンコロジーでは，がんを「家族の病」として捉えることの重要性が示唆されている。なお，本ガイドラインで対象とする「遺族」には恋人，パートナーなどの重要他者を失った人も広く包含する。

本ガイドラインの目的は，身体疾患によって重要他者を失った遺族を支える立場にある医療者を広く対象として，がん患者における遺族ケア（P114，Ⅳ章-4 用語集「遺族ケア」参照）を中心にして，その最新の知見を総括したうえで，評価と標準の対応について示すことである。死別による悲嘆は自然な精神心理的反応として捉えやすいが，時には心理的苦痛が長期にわたり，日常生活が著しく障害されたり，最悪の場合，自殺という悲痛な結末をもたらすこともあるため，積極的な支援が望まれる遺族もいる。具体的には，うつ病，適応障害，複雑性悲嘆＊といった状態に相当する場合には適切な介入が必要と考えられるため，本ガイドラインの後半では，これらの状態を中心にその評価と支援の方法について扱う。なお，重要他者との死別にあたっては，このほかに，ストレス因関連障害として急性ストレス障害（acute stress disorder：ASD），

＊：本ガイドラインでは，ICD-11 の遷延性悲嘆症（prolonged grief disorder：PGD）と DSM-5 の持続性複雑死別障害（persistent complex bereavement disorder：PCBD）を包含した概念として，「複雑性悲嘆」という用語で統一記載している。

心的外傷後ストレス障害（posttraumatic stress disorder：PTSD）などが引き起こされることも知られているが，がん医療において，その頻度が高いというエビデンスは乏しく，重要臨床疑問に相当するかについても議論が分かれた。そのため ASD や PTSD などは本ガイドラインでは扱わず，今後の課題にすることとした。

本ガイドラインには，「がん等の身体疾患によって重要他者を失った遺族が経験する精神心理的苦痛の診療とケアに関するガイドライン」という副題をつけた。日本サイコオンコロジー学会，日本がんサポーティブケア学会としては，がんを主な対象疾患とする学会の性質上，がん患者の家族・遺族に関する支援のさらなる充実を役割と考えているが，がんを含めた身体疾患によって重要他者を失った遺族ケアに関する知見はまだ乏しいため，本ガイドラインでは，広く身体疾患によって重要他者を失った遺族領域における知見も含めて，ガイドラインという形にまとめることとした。

したがって，そのプロセスで得られた知見はがん以外の身体疾患によって重要他者を失った遺族にも役立てることができると考えられる。

3　ガイドラインに含まれる内容について

本ガイドラインでは，総論として，「悲嘆の概念と理論」「通常の悲嘆とその支援」「遺族とのコミュニケーション」「ケアの対象としての患者の家族」「患者が生存中からの家族・遺族ケア」について概説した。特に，がん患者の遺族へのケアについては，わが国のがん対策の方向性を定めるがん対策推進基本計画のなかにおいてもその重要性が明記され，今後の充実が強く期待されている。がん医療に関してはがん診療連携拠点病院制度の整備が進むとともに，がん患者に加えてその家族へのケアについても関心が高まり，がん医療に携わる多職種が実施可能なケアを明らかにしていくことが求められている。患者の治療を担っている医療機関において，患者が亡くなった後の遺族に対する継続的なケアを臨床活動として実践していくことは困難であるが，がんという疾患の性質上，医療者は家族と患者との死別前から継続的に関わっていくことができる。死別前からの継続的な関わりにより，患者との死別後に精神心理的苦痛を増悪させるリスクをかかえている家族や，自発的に支援を求めることができない家族に対し，支援ができる可能性がある。この点は，臨床的に極めて重要な点であるため，ガイドライン作成の議論においても特別な配慮が必要と判断し，総論に含めることとした。

また，重要他者を失った遺族の支援に関する研究はまだ発展途上であり，全体として無作為化比較試験をはじめとした質の高い臨床研究が少ないのが現状である。一方で，死別に関連する問題は個別性も強く，支援のなかで死別後の対処や生き方・生きる意味を扱ったり，多職種での連携が求められたりする分野であることから，医療者にとっても，患者家族・遺族にとっても，情報ニーズが高く，臨床上，非常に重要なテーマが存在する。

そこで本ガイドラインでは，「精神心理的苦痛の強い遺族の診断，治療に関する現在の問題点」「診断と評価」「メンタルヘルスの専門家に紹介すべきハイリスク群の特徴」

「身体症状を呈する遺族」「医療機関を受診したくない，薬を飲みたがらない遺族への対応」「自死遺族支援」「複雑性悲嘆の認知行動療法」「一般的な薬物療法，特に向精神薬の使い方について」といったテーマについては，遺族の診断・治療を行う専門家向けに取り上げるとともに，「宗教的儀式とケア」「社会/コミュニティ全体で遺族を支える」「遺族ケアにつながる患者や家族へのケアとは」「遺族の経験する怒り」「公認心理師によるグリーフケアの実践」といったテーマについては患者の声「膵臓がん患者と家族の声」とともにコラムとして取り上げた。

（松岡弘道，奥山　徹）

I章

はじめに

2 ガイドラインの使用上の注意

1 使用上の注意

1）ガイドラインの対象

　本ガイドラインでは，がん患者の家族・遺族へのケアについて，まずは悲嘆の概念と理論，通常の悲嘆などの総論の部分に紙面を割いた。なぜなら遺族ケアにおいては，悲嘆の理論を理解し，通常の悲嘆と，通常の経過をたどらない悲嘆を知ったうえで，家族や遺族の話を傾聴することが不可欠だからである。また，悲嘆に関わる類似の用語が多数あるため，用語集を設け関連する用語を可能な限り掲載した。

　そのうえで，特に精神心理的苦痛の強い遺族に対する診療行為としては，薬物療法，非薬物療法の2つに絞り記述することとした。

2）対象者

　本ガイドラインのケアや治療の対象者は，がん等の身体疾患によって重要他者を失った（病因死）18歳以上の成人遺族である。

3）本ガイドラインが取り扱うアウトカム

　本ガイドラインの効果の指標は，一義的には悲嘆反応，抑うつ症状の重症化の改善である。さらに，適切な対応を行うことで，複雑性悲嘆に陥るリスクを低減したり，生活の質（quality of life：QOL）を向上させたりすることができるかもしれない。

　一般的に，遺族へのケアや治療のアウトカム指標としては，悲嘆反応や抑うつ，不安などの精神症状が用いられることが多い。一方で，成人がん患者の遺族のなかには，心理的な回復過程で生じる重要な一側面として心的外傷後成長（posttraumatic growth：PTG）がみられることもある。

　そこで，本ガイドラインにおける推奨にあたっては，一義的な精神心理的苦痛に関する指標のみならず，遺族のQOLやPTGも検討項目に加え，総合的な判断を心がけることにした。一方，死別に伴いある程度の悲嘆や抑うつを経験することは，ヒトにとって普遍的な経験であると思われるため，遺族ケアの本質的な真のアウトカムが何かということについて，ガイドライン作成過程で議論になった。したがって，この遺族ケアにおける真のアウトカムは何なのか，ということについては今後の検討課題に含めることとした。

4）使用者

　本ガイドラインにおいて主に想定している使用者は，対象患者を診療する医師，看

護師，薬剤師，公認心理師，ソーシャルワーカーなど，がん医療に携わる医療者である。Ⅱ章については，すべての医療者およびその他の遺族を支援する方々などにも参考にしていただきたい。Ⅲ章は遺族の診断・治療を行う専門家を対象としている。

5）個別性の尊重

　本ガイドラインは，対象者の個別性を無視した画一的なケアを推奨するものではない。本ガイドラインは最新のエビデンスを科学的に評価し，また普遍性を担保したプロセスを用いて作成しているが，ガイドラインを個々の対象者に適用するにあたっては，診療にあたる医療者・医療チームが対象者の個別性に十分配慮し，責任をもって行うべきである。

6）定期的な再検討の必要性

　ガイドラインは，最新のエビデンスが日常臨床において活用されるようにする目的で作成される以上，常に最新のエビデンスを基に内容を再検討し，一定期間で改訂していく必要がある。よって，本ガイドラインは一定期間で再検討および改訂を行うこととする。改訂責任者は日本サイコオンコロジー学会代表理事とする。

7）責　任

　本ガイドラインの内容については日本サイコオンコロジー学会および日本がんサポーティブケア学会が責任を有するが，個々の対象者への適用については対象者を直接担当する医療者が責任を有する。

8）利害関係

　本ガイドライン作成にあたっては，厚生労働科学研究費補助金（がん対策推進総合研究事業）「がん患者の家族・遺族に対する効果的な精神心理的支援法の開発研究（研究代表者：名古屋市立大学大学院医学研究科　明智龍男，課題番号：19EA1013，研究実施期間：令和元年9月1日〜令和4年3月31日）」から原案作成のための費用を拠出し，その後，日本サイコオンコロジー学会の承認を得て作成しており，ガイドラインで扱われている内容から利害関係を生じうる団体はもちろん，いかなる団体からの資金提供も受けていない。

　ガイドライン作成に関わる委員の選出にあたっては，日本サイコオンコロジー学会利益相反委員会によって利益相反の有無について評価を行い，問題がないことを確認したうえで日本サイコオンコロジー学会理事会による承認を得た。

2　構成とインストラクション

　「Ⅰ章　はじめに」では，本ガイドラインの目的，使用上の注意について述べるとともに，本ガイドラインで用いたエビデンスの確実性と推奨の強さについて，その決定方法や解釈などについて説明を加えた。

「Ⅱ章 悲嘆と家族・遺族のケア」では，悲嘆の概念と理論，通常の悲嘆とその支援，患者が生存中からの家族・遺族ケア，遺族とのコミュニケーションなど，家族・遺族ケアに関する基礎知識について概説した。

「Ⅲ章 精神心理的苦痛が強い遺族への治療的介入」では，より精神・心理領域に精通している専門家を重点的対象として，通常ではない悲嘆の診断と評価について概説し，家族・遺族ケアを行うにあたり，しばしば遭遇する臨床疑問（非薬物療法，薬物療法）について，エビデンスに基づき解説し，現段階での推奨を明らかにした。

「Ⅳ章 資料」では，本ガイドラインの作成過程を記録するとともに，各臨床疑問において用いた文献検索式を掲載した。さらに，今回のガイドラインでは十分に扱うことができなかった点などを今後の検討課題としてまとめた。また，非専門家にも理解しやすいように，用語集には関連する用語を可能な限り掲載した。

今回のガイドライン作成にあたって想定した診断と治療・ケアのアルゴリズムを図1に示した。本ガイドラインに記載されている内容との簡単な対応も示してあるので適宜参考にしていただきたい。

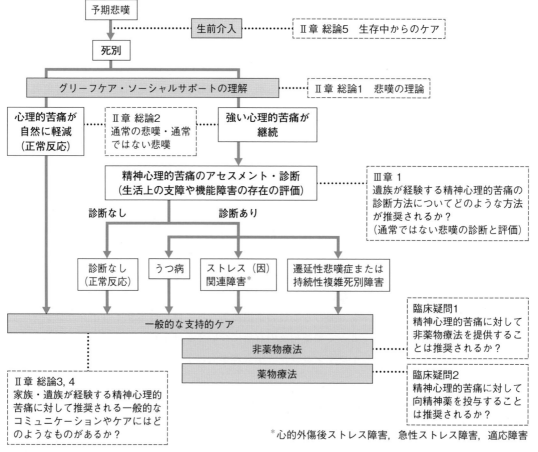

図1 診断と治療・ケアのアルゴリズム

（松岡弘道，明智龍男，瀬藤乃理子，奥山　徹）

3 エビデンスの確実性と推奨の強さ

1 エビデンスの確実性

エビデンスの確実性とは，ある特定の推奨を検討するうえで，当該の治療効果の推定値に対する確信がどの程度適切であるかを示すものである。エビデンスの確実性は研究デザインによってのみ定義されるわけではなく，研究と推奨との関連も加味したうえで決定される点に注意が必要である。本ガイドラインのⅢ章では，精神心理的苦痛の強い遺族を対象とする①薬物療法，および②非薬物療法（精神療法，心理教育など）について，Minds 診療ガイドライン作成マニュアル 2017 に従って，それぞれエビデンスの確実性を決定した。まず，各臨床疑問ごとにシステマティックレビューを行った。そのうえで，個別の研究についてエビデンスの確実性の評価を行った。

個別研究のエビデンスの確実性の評価は研究デザインを出発点とした。具体的には，無作為化比較試験の場合には，エビデンスの確実性は「強」を基準として評価を開始し，エビデンスの確実性を下げる項目として「バイアスリスク」「非直接性」について評価しエビデンスの確実性を決定することとした。一方，観察研究のエビデンス評価は，エビデンスの確実性は「弱」を基準として評価を開始し，無作為化比較試験の場合と同様に評価を行うとともに，「介入による大きな効果」「用量-反応勾配」「可能性のある交絡因子による効果の減弱」により，エビデンスの確実性を「弱」から「中」あるいは「強」に上げることも検討した。

そのうえで，採用されたエビデンスの全体（エビデンス総体）としてのエビデンスの確実性の評価を「バイアスリスク」「非直接性」に加えて，「非一貫性」「不精確性」「出版（報告）バイアス」の観点から行い，最終的に**表1**「エビデンス総体のエビデンスの確実性」のように評価した。定量的システマティックレビュー（メタアナリシス）が可能な臨床疑問においてはそれを実施する予定であったが，結果的にメタアナリシスを実施した臨床疑問は 1 つのみであった。

なお，本ガイドラインにおけるエビデンスの確実性は，単に上記の研究デザインに基づくエビデンスの確実性としてではなく，次に述べる「推奨」を支持する強さの程度を示すものとして決定した。

表1　エビデンス総体のエビデンスの確実性

A（強）	効果の推定値に強く確信がある
B（中）	効果の推定値に中程度の確信がある
C（弱）	効果の推定値に対する確信は限定的である
D（とても弱い）	効果の推定値がほとんど確信できない

2 推奨の強さ

　推奨の強さは，「アウトカム全般に関する全体的なエビデンスの確実性」「益と害の
バランス」「推奨の強さの評価の際に考慮すべき項目（患者の価値観や好み，負担の確
実さ，コストや資源の利用）」を考慮して決定した。「推奨の強さ」と「推奨の内容」
は，デルファイ法により決定した。「推奨の強さ」は，表2に示す1または2とした。

表2　推奨の強さ

1：（強く推奨する）	実施する/しないことを推奨する
2：（弱く推奨する，提案する）	実施する/しないことを提案する

3 推奨の強さとエビデンスの確実性の臨床的意味

　これにより，推奨文としては，前述のエビデンスの確実性（A，B，C，D）と推奨
の強さ（1，2）を組み合わせた定式を用いて記述した（表3）。なお，実際の推奨文に
おいては，弱い推奨を「提案する」と表現することとした。原則としてわが国におけ
る標準的な治療を推奨することとしたが，必ずしも保険適用ではない場合があること
に注意する必要がある。

表3　推奨文

1A	根拠のレベルが高く，治療を行う（または，行わない）ことを推奨する
1B	根拠のレベルが十分ではないことを理解したうえで，治療を行う（または，行わない）ことを推奨する
1C	根拠が不足していることを理解したうえで，治療を行う（または，行わない）ことを推奨する
1D	根拠が不確実であることを理解したうえで，治療を行う（または，行わない）ことを推奨する
2A	根拠のレベルが高く，治療を行う（または，行わない）ことを提案する
2B	根拠のレベルは十分ではないことを理解したうえで，治療を行う（または，行わない）ことを提案する
2C	根拠が不足していることを理解したうえで，治療を行う（または，行わない）ことを提案する
2D	根拠が不確実であることを理解したうえで，治療を行う（または，行わない）ことを提案する

（松岡弘道，明智龍男，瀬藤乃理子，奥山　徹）

II章
悲嘆と家族・遺族のケア

悲嘆の概念と理論

　死別後の遺族へのケアは，緩和ケアの主たる要素の一つとして位置づけられている[1]。死別後の悲しみは，多くは自然な形で現れ，時間とともに軽減する通常の悲嘆反応であり，多くの遺族は自分自身の力でその悲しみから回復していく。一方，悲嘆による心理的・身体的症状が強く継続する場合は，日常生活に支障が出たり，死別後の健康状態に大きな影響を与えることがある[2]。健康上の問題が生活や仕事など社会的にも深刻な影響を与えることがあり[3]，その場合は適切なケアが必要とされたり，一部は，悲嘆の遷延化や抑うつ，心身症などに対する専門的な治療が必要となる場合がある[2]。そのため，遺族の支援にあたる人たちは，通常の悲嘆を治療が必要な病態として扱ってはならないし，逆に，適切なケアや専門的な治療の必要な場合は，それを見逃さないようにすることが重要となる。

　遺族のアセスメントや適切な介入を行うためには，悲嘆に関する知識と，その知識を実際の介入に応用する実践力を養う必要がある。悲嘆についてよく理解しておくことで，遺族が置かれている状況や，遺族がもつニーズやかかえている問題を早く察知し，より適切に対応したり，遺族に望ましい対処行動を促したりすることが可能となる。そこで，本項ではまず，遺族へのケアを行ううえで知っておきたい悲嘆の概念とその理論について整理する。

1 　喪失・悲嘆・愛着

　愛する人や物など，かけがえのない対象を失うことを「喪失」といい，喪失に対する心理的・身体的・行動的・スピリチュアルな反応を「悲嘆（grief＝グリーフ）」という[4]。一般には，悲嘆という用語は，喪失のなかでも「死別後」の悲しみという意味で使われるが，「死別前」に喪失を予期して出現する悲嘆は「予期悲嘆（anticipatory grief）」と呼ばれる。この予期悲嘆は，終末期の患者自身にも出現することがあるが，通常は家族の悲嘆を表す言葉として使用されている[4]。

　人生において，人は転居や別離など何度もの喪失を体験しているが，愛する人との死別（bereavement＝ビリーブメント）は，自分のコントロールの範囲を超えた衝撃的な出来事となる場合がある。例えば，Holmes ら[5]の研究では，ライフイベントをストレスの強度で順位づけしており，「家族の死」はそのなかでも上位を占めている（表1）。

　一方，恋人や友人，同僚，医療者が担当患者を亡くした場合などにも，強い悲嘆が生じる場合がある。このように，悲嘆は，家族に限らなくとも「重要他者（significant others）」を失った人に現れる自然な反応である。ただし，家族の悲嘆が社会的に認知されやすいことに比べ，そのような社会的に認知されにくい悲嘆（「disenfranchised

表1　ライフイベントとそのストレス強度

順位*	ライフイベント	ストレス強度
1	配偶者の死	100
2	離婚	73
3	配偶者との別居	65
5	近親者の死別	63
8	失業	47
10	定年退職	45
11	家族の健康の変化	44
20	多額の借金	31
30	上司とのトラブル	23
32	転居	20

*Holmes ら（1967）の原著[5]では43項目のライフ
イベントを順位づけしているが，主だった10種類
のライフイベントのみを引用した

〔Holmes TH, Rahe RH. The Social Readjustment Rating
Scale. J Psychosom Res 1967; 11: 213-8 より引用改変〕

grief（公認されない悲嘆）」と呼ばれる）は，悲嘆の表出が制限されやすく，悲嘆過程においても負の影響を及ぼしやすいといわれている[6]。そのため，支援の際にはそのような人たちの悲嘆を軽んじないように留意すべきである。

　遺族にとって，死別は愛するその人を失う体験というだけでなく，それまであった家族の日常，団らん，描いていた未来，自分の心の拠り所や安全基地など，いくつもの喪失を経験している場合が多い。そしてその悲しみの根底には，亡くなった人への「愛しさ」があり，その人への思いや関係性が深いほど，悲しみも深く，強くなる。悲嘆をかかえた人への支援はそのような「愛着理論*1」がベースとなっており，その意味では，他のストレス反応とは異なり，遺族の体や心に現れる変化や症状だけでなく，その背景にある愛しい人への思いや思い出などを，支援のなかで扱うことも非常に重要となる[7]。

2　悲嘆反応

　愛する人の死別後に起こる情緒・身体・行動面の変化は「悲嘆反応（grief reaction）」と呼ばれる。悲嘆反応は，死別直後に非常に強く出現することがあるが，その時期は急性悲嘆の状態であり，多くの悲嘆反応は時間の経過とともに自然に減弱・統合さ

＊1：愛着理論
　この理論を最初に提唱した Bowlby は，幼児と養育者の間に形成される愛着行動の観察研究から，自らの安全を確保するために，特定の対象との近接を維持しようとする行動を「愛着」と呼び，それが社会行動や人間関係などの内的ワーキングモデルの基礎となると考えた[8]。基本的信頼感で結びついた母親の存在を断たれた乳児が激しく泣き叫ぶように，死別は愛する対象との関係性のなかで築かれた安心感や親近感が断ち切られ，遺された者に深刻なダメージを与えると考えられている。

れ，次第に生活自体も日常が戻り，他のことへの興味や関心も回復していく。

　悲嘆反応には，情動的反応として，否認，絶望，悲しみ，気分の落ち込み，寂しさ，孤独感，怒り，罪責感といったさまざまな感情が生じ，それらは大きな苦痛を伴うことがある。これらは，死別後に「悲嘆の波（emotional shock wave）」と呼ばれる大きな振幅をもった感情の起伏となって繰り返されたり，自分の感情をコントロールできないほど，遺族を圧倒する場合もある[9]。

　ふと気がつくと亡くなった人のことを考え，会いたい気持ちで心がいっぱいになる「思慕」，その人が死ななくてはならなかった運命や原因などに対する「怒り」，もっとあの人にこうしておけば良かったという「後悔」や「罪責感」，自分だけがたったひとり取り残されてしまったように感じる「疎外感」は，悲嘆反応の代表的なものである。また，悲嘆反応が，不眠や食欲不振，極度の疲労感などの身体的な症状として出現したり，家の中にひきこもったり，逆に休む間もなく過活動になるなど，行動面の変化として現れる場合もある。このように，さまざまな悲嘆反応があり，その現れ方も，それが落ち着くまでの期間も，非常に個人差がある。しかし，悲嘆反応の多くは自然に軽減していく正常反応であり，時間の経過とともに悲嘆反応が和らぐ場合は，専門的な介入が不要な場合も多い。また，遺族自身があらかじめこのような悲嘆反応の特徴について知っておくことで，死別の悲しみに対処しやすくなる。

　一方，亡くなった原因や経緯などを繰り返し考え，悩み続ける「反芻（はんすう）」は，不安や怒りなどの悲嘆反応を持続させ，抑うつ症状を強める場合がある[10]。また，悲しみが強くなるため故人が使っていた部屋に入れない，故人の写真を見ることができない，亡くなった時の場面が想起されると強い恐怖感に襲われる，といったトラウマ反応が持続すると，そのような回避行動のために日常生活に支障が出たり，悲嘆のプロセスが進まず，症状が持続したりする場合がある[11]。このような場合は，精神保健の専門家による診断や介入が必要とされており，悲嘆反応の状況や悲しみへの対処行動を適切にアセスメントしてもらうことが重要となる。

3　悲嘆のプロセス

　「悲嘆（grief）」とよく似た用語に，「喪/悲哀（mourning）」がある。一般的には，喪失に対する反応を「悲嘆」，時間の経過に伴い変化する喪失後の心理過程を「喪」といい，後者には社会的・文化的慣習に基づく悲しみの表出の意味が含まれている[4]。また，通夜・葬儀などの儀式は，公に遺族が悲しむことができる場として，遺族の悲嘆のプロセス（喪の過程）に重要な役割を果たしている（II章コラム1「宗教的儀式とケア」参照）。

　遺族がたどる悲嘆のプロセスは，通常はある程度予測可能なものであり，遺族は泣いたり，人に悲しみを話したり，仏壇に手を合わせたりといった「喪の作業（mourning work）」を行い，自分の悲しみに折り合いをつけていく。このプロセスには，遺族が「どうしてあの人は逝ってしまったのか」という死別の意味や，「あの人なしで，この後どうやって生きていけばよいのか」といった，故人と共に生きてきた失われた自己

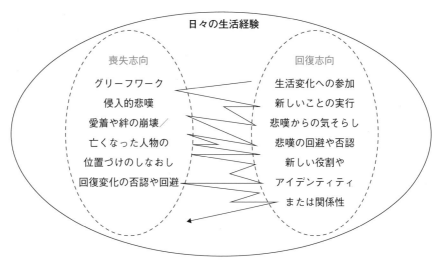

図1　死別へのコーピングの二重過程モデル

〔Neimeyer RA 編. 富田拓郎 他訳. 喪失と悲嘆の心理療法. 金剛出版, 2007 より引用〕

のなかで，死別後の新たな生き方やアイデンティティを探求する過程が含まれている[12]。喪の作業を通して死別の意味を見出すことは，その人の心身の健康，レジリエンス*2，未来への希望に深く影響するといわれている[13]。

　悲嘆のプロセスは，通常，山あり谷ありで進行し，少し回復してきたように思っても，何かの誘因ですぐに深い悲しみに沈みこむこともある。特に，命日や故人の誕生日，家族の思い出の日などには，記念日反応（anniversary reaction）として，悲嘆が強く現れる場合がある。しかし，たとえ悲嘆が再び強くなったとしても，以前と同じ状態に戻るわけではない。多くの遺族は，自分なりの喪の作業を行いながら，少しずつ死の現実を理解し，故人との思い出を偲びながら，大切な人がいないなかでも新しい生活や役割，人間関係に目を向けるようになっていく。

　Stroebe らが提唱した「二重過程モデル」[14]は，死別への対処のプロセスを示しており，悲嘆の支援を考えるうえで重要な理論である。このモデルでは，悲嘆過程において悲しみや心の痛みを経験しながら喪の作業に取り組むこと（喪失志向）と，新しい人間関係や家事・仕事など，現実の生活や新しい役割に向かうこと（回復志向）の両方が，バランスよく交互に行われることが重要とされている（図1）。喪失志向と回復志向の間を揺らぎ（oscillation）ながらも，この両者を行き来できること自体が，その人のレジリエンスや適応を示している。一方，他のことは何も手につかず嘆いてばかりいる状態や，仕事などの活動に没頭し続けることで悲嘆を回避している状態は，悲嘆過程が進みにくいとされる[15]。このモデルは，遺族の対処パターンがどちらか一方

*2：レジリエンス
「ストレスに対する復元力・回復力」という意味で用いられる概念。もともと物理学の分野で使われていた用語が，現在は医療・福祉などさまざまな分野で，「vulnerability（脆弱性）」と対極の意味をもつ「その人自身がもつ回復力」「健康に生きる力」「良好な適応力」を示す用語として広く使用されている。

表2　喪の過程における4つの課題

第1の課題　喪失の現実を受け入れること
・その人が逝ってしまい，もう戻ってくることはないという事実に直面する。 ・知的に，そして情緒的にも，喪失の現実を受け入れるためには，時間がかかる。
第2の課題　悲嘆の苦痛と向き合うこと
・悲嘆の苦痛を回避したり，抑圧したりすると，喪の過程を長引かせることがある。
第3の課題　故人のいない世界に適応すること
・亡くなった人との関係や，亡くなった人が担っていた役割によって，新しい環境への適応は一人ひとり異なった意味をもつ。 ・自らのアイデンティティや世界観の問い直しが迫られ，喪失や人生の意味，自分の役割を探ろうとする。
第4の課題　新たな人生を歩み始める途上で，故人との永続的なつながりを見出すこと
・その人を追悼し，心のなかに亡くなった人を新たに適切に位置づける（その人はずっと一緒である，そばで見守ってくれている，など）。 ・この課題を完了していない場合，再び前に進むことや，人生を楽しむことができない。

〔Worden JW. Grief Counseling and Grief therapy: A Handbook for the Mental Health Practitioner. 4th edition, Springer Pub Co, 2008 より作成〕

に固着していないかをみることで，悲嘆の回復のアセスメントの一つとしても用いることができる。

4　悲嘆のプロセスのゴール

　悲嘆のプロセスのゴールは，愛する人のことを忘れることでも，悲しみが起こらないようにすることでもない。死別から何年経過しても，涙がこぼれることはあり，大切な人は亡くなった後も遺族の心の支えであり続ける。歴史的には，悲嘆を乗り越えるためには故人との絆を断ち切るべきか，それとも絆を維持すべきか，という論争もあったが，現在は，死別後も愛する人との「継続する絆（continuing bond）」を保ち続けることが重要であると考えられている[7,16]。

　Worden[17]は，悲嘆のプロセス（喪の過程）のなかで遺族が取り組むべき4つの課題があると述べている（表2）。悲嘆過程は，時間が経てば自然に癒える受け身的なプロセスというよりも，むしろ，つらくともその人自身が表2のような課題に能動的に取り組むプロセスであると考えられている。

5　二次的なストレス

　死別後には，悲しみ以外にも，さまざまな二次的なストレスがかかる。例えば，故人に関わる死亡届の提出や保険・年金などの手続き，相続，身辺の整理など，法的な手続きも含め，死別後の遺族はさまざまなことを行わなくてはならない[18]。これらの手続きは，愛する人の死を受け入れる一助となることもあるが，その一方で，大きなストレスとなることもある。

　また，周囲との人間関係が悪化したり，ぎくしゃくしたりすることは，死別後にしばしば見受けられる。友人や親戚など周囲の人たちからの支援は，うまく機能すればソーシャルサポートとして，死別後の悲嘆過程の大きな支えとなるが，一方で，故人のことを話そうとすると困った顔をされたり，お墓や遺産などのことでトラブルが起こったり，安易な励ましを受けて余計に遺族が傷ついたりする場合がある[18]。

　そのため，近年，社会全体が死別への理解をもち，死別後に互いを支え合えるような社会を目指す取り組みも行われるようになってきている（Ⅱ章 コラム 2「社会/コミュニティ全体で遺族を支える」参照）。

　また，多くの人にとって家族は安全基地となる場であり，それぞれが役割をもち，何らかのバランスを保って家族機能を維持している。しかし，死別によってそのなかの一人がいなくなると，それぞれの役割や家族機能，コミュニケーションなど，家族の力動が大きく変化する。また，悲しみ方の違いや対処の違いなどからも，死別後に家族が支え合うことが難しくなる場合がある。

　家族や周囲との関係性は，時間の経過とともに少しずつ改善していくことも少なくないが，それが死別の悲しみ以上に，遺族に負担や大きなストレスとなる場合もある。そのため，遺族の支援を行う際は，そのような家族機能の変化や二次的なストレスにも配慮し，時にはその調整が必要となる場合があることを知っておく必要がある[19]。

6　悲嘆を長引かせる要因

　死別後，多くの遺族は通常の悲嘆の経過をたどるが，**表3**[20]のような要因は，悲嘆が複雑化・遷延化する危険因子とされている。また，がん医療のなかでも，悲嘆が複雑化・遷延化しやすい遺族の危険因子に関する研究も増えている[21,22]（Ⅲ章-2「メンタルヘルスの専門家に紹介すべきハイリスク群の特徴」参照）。危険性が高い場合は，死別前後からの周囲の人たちも含めた支援が重要となる。

　死別後6カ月以上経過しても，遺族に極度の心理的苦痛や身体症状が続く場合には，メンタルヘルス上の問題や健康への悪影響，アルコールや薬物依存，希死念慮などが心配となる。また，そのような場合は，喪の作業や対処行動がうまく遂行できていなかったり，重い抑うつ症状やトラウマ反応などが，正常な悲嘆のプロセスを妨げている場合もある。死別後の悲嘆のプロセスや回復にかかる期間は人それぞれであり，その人の回復のペースに合わせることが重要であるが，そのような心配な状態が長期にわたって続いている場合や希死念慮がある場合には，悲嘆の支援に詳しい精神保健の専門家の支援や介入が推奨される。そのため，遺族へのケアに関わる人は，そのような場合に備えて，前もって遺族の支援に詳しい専門家との連携体制を整えておくことが望ましい。たとえ，その遺族が専門家の介入を望まない場合でも，ケアに関わる人たちが支援方法を相談できる専門家をもっておくことが重要なのである。

表3 通常の悲嘆と複雑性悲嘆の主要な危険因子

リスク要因	調査対象となった研究の数	統計的に有意な研究の数	統計的に有意な研究の割合(%)	割合による順位	危険因子の種類[a]
遺族の年齢（より若年）	20	(5)	21	10	P
女性	19	(8)	42	7[b]	P
暴力的な死	17	(6)	35	8	P
故人の年齢（若年・高齢の両方）	12	(5)	42	7[b]	P
予期せぬ突然の死	12	(5)	42	7[b]	P
教育水準	12	(2)	17	11[b]	P
故人の配偶者や親（特に母親）	11	(7)	64	5	C
白人以外	8	(4)	50	6	P
社会的支援の低さ	7	(6)	86	2	C
低所得，過去の喪失体験，故人との関係，喪失の頻度が高い	6	(2)	33	9[c]	P
家族の結束力の欠如	6	(1)	17	11	P
不安・回避・不安定な愛着スタイル	5	(4)	80	3	C
暴力的な死の死亡確認に関する問題（遺体の発見，目撃，または確認）	3	(3)	100	1	C
生前の夫婦間の依存度の高さ，神経症傾向	3	(2)	67	4[c]	C

［備考］
a：C は確認されたリスク要因，P は潜在的なリスク要因
b：リスク要因のシェアランキング
c：ランキングは複数のリスク要因を示す

〔Stroebe M, et al., eds. Complicated grief. p149, Routledge, 2013 より引用改変〕

（瀬藤乃理子）

■文　献

1) Hudson P, Remedios C, Zordan R, et al. Clinical Practice Guidelines for the Psychological and Bereavement Support of Family Caregivers of Palliative Care Patients. Centre for Palliative Care, St Vincent's Hospital Melbourne: Melbourne, Australia, 2010

2) 瀬藤乃理子, 村上典子, 丸山総一郎. 死別後の病的悲嘆に関する欧米の見解　病的悲嘆とは何か. 精神医 2005; 47: 242-50

3) Becker CB, Taniyama Y, Kondo-Arita M, et al. Unexplored costs of bereavement grief in Japan: patterns of increased use of medical, pharmaceutical, and financial services. Omega (Westport) 2021; 83: 142-56.

4) Rando TA. Grief, Dying, and Death: Clinical Interventions for Caregivers. Research Press, Illinois, 1984

5) Holmes TH, Rahe RH. The Social Readjustment Rating Scale. J Psychosom Res 1967; 11: 213-8

6) Doka K, ed. Disenfranchised grief: new directions, challenges, and strategies for practice. Research Press, Illinois, 2002

7) Hedrke L, Winslade J. The Crafting of grief. Routledge, London, 2016.（小森康永, 奥野光, ヘミ和香 訳. 手作りの悲嘆. 北大路書房, 京都, 2019）

8) Bowlby J 著, 黒田実郎 訳. 母子関係の理論 3: 対象喪失. 岩崎学術出版社, 東京, 1991

9) Bowen M. Family reaction to death. In Walsh F, McGoldrick M, ed. Living Beyond Loss: Death in the Family. W W Norton & Co Inc, New York, 2004

10) Nolen-Hoeksema S. Ruminative coping and adjustment to bereavement. In Stroebe MS, Hansson

RO, Schut H, et al. eds. Handbook of Bereavement Research. Consequences, coping and care. American Psychological Association, 2001.

11）Shear K, Monk T, Houck P, et al. An attachment-based model of complicated grief including the role of avoidance. Eur Arch Psychiatry Clin Neurosci 2007; 257: 453-61

12）Davidsen-Nielsen M. Healing Pain. Routledge, 1991（平山正実, 長田光展 監訳. 癒しとしての痛み. 岩崎学術出版社, 東京, 1999）

13）Boss P. Loss, Trauma, and Resilience: Therapeutic work with ambiguous loss. WW Norton & Co Inc, New York, 2006（中島聡美, 石井千賀子 監訳. あいまいな喪失とトラウマからの回復: 家族とコミュニティのレジリエンス. 誠信書房, 東京, 2015）

14）Stroebe M, Schut H. The dual process model of coping with bereavement: rationale and description. Death Stud 1999; 23: 197-224

15）Stroebe M, Schut H. 死別体験へのコーピング（対処）の二重過程モデルから見た意味の再構成. In Neimeyer RA 編. 富田拓郎, 菊池安希子 訳. 喪失と悲嘆の心理療法. 金剛出版, 東京, 2007

16）Stroebe MS, Hansson RO, Schut H, et al. eds. Handbook of Bereavement Research and Practice: Advances in Theory and Intervention. American Psychological Association, 2008（森茂起, 森年恵 訳. 死別体験. 誠信書房, 東京, 2014）

17）Worden JW. Grief Counseling and Grief therapy: A Handbook for the Mental Health Practitioner. 4th edition, Springer Pub Co, New York, 2008（山本力 監訳. 悲嘆カウンセリング. 誠信書房, 東京, 2011）

18）坂口幸弘. 悲嘆学入門: 死別の悲しみを学ぶ. 昭和堂, 京都, 2010

19）Kissane DW, Parnes F. Bereavement Care for Families. Routledge, London, 2014

20）Burke LA, Neimeyer RA. Prospective risk factor for complicated grief. In Stroebe M, Schut H, Van den Bout J, eds. Complicated grief. p149, Routledge, London, 2013.

21）Neimeyer R, Burke L. Complicated grief and the end-of-life: risk factors and treatment considerations. In Werth JL, ed. Counseling clients near the end of life. Springer, New York, 2013.

22）Thomas K, Hudson P, Trauer T, et al. Risk factors for developing prolonged grief during bereavement in family carers of cancer patients in palliative care: a longitudinal study. J Pain Symptom Manage 2014; 47: 531-41

Ⅱ章

悲嘆と家族・遺族のケア

コラム 1

宗教的儀式とケア—死者と共に生きる—

　あなたは何か信仰や信じている宗教はありますか？　と聞かれると，多くの人はないと答えるでしょう。ところが，お正月に初もうでに行きますか？　お墓参りをしますか？　何かお願い事をしに神社仏閣に行くことがありますか？　と聞かれれば，いくつもの体験が思い浮かぶことでしょう。安産祈願，病気回復祈願，合格祈願，結婚式，お葬式等々，私たちは生と死に関する節目や人生の節目に神や仏の力に頼ってきました。特別な信仰をもっていなくても，自分の力だけではどうにもならない行く末を神仏に祈る・願うといった経験は誰しももっていると思います。宗教的儀式のなかで，私たちに最もなじみが深いのが，この願う・祈るという行為です。願うことや祈ることは，一見，自分が主体となって物事を動かすことを後押しするように思われますが，自分の思いを自身の身体から離し他にゆだねるという能動性と受動性が交差する主客一体のものでもあります。自分の力だけではどうしようもない，人間の力が及ばないことを自分の手元から手放し，神仏にゆだねることは，物事の成り行きを他者と共有し，そこに出来上がる物語を共につくっていくという意味をもちます。

　エンド・オブ・ライフケア（end of life care）の場においても，生と死の境を生きる者やその家族が回復を祈る，願をかける姿を目にすることも少なくないことでしょう。自分が，あるいは自分の大切な人が生と死の境を生きる状況にあっては，この手放すという作業は，私たちの心の安寧を保つうえで重要な役割を果たします。自分が置かれているどうしようもないこの状況を他にゆだねるという，能動性と受動性の交差，主客一体の状況は「ケア（care）」の本質と一致します。医療の場にあっては，患者やその家族は，キュア（cure）・ケアを受ける側，客としての側面が表立つことが多いと思います。他者が自分のことを思い，手厚く心身のケアをしてくれる状況は患者や家族にとっては心強いものであることは間違いありません。しかし，その一方で，主体としての思いが表しにくいということもあるでしょう。ケアは，助けを必要としている人を助けること，世話をすることといった一方向の行為のように受け取られがちですが，ケアという言葉は気遣うことを指し，本来は，身体的精神的に世話をする者も受ける者も互いを気遣う思いが交差する主客一体の行為です。私たちは，自分ではどうにもならない状況に置かれた時，無意識のうちに日常生活のなかで，ケアの本質に触れているのです。

　医学，医療の発展が目覚ましい現代にあっても，人の生死については，人間の力が及ばない領域であることはいうまでもありません。私たちの生活のなかで，宗教的儀式が大きくクローズアップされるのは，新しい命が誕生する時と命が終焉を迎える時です。こと人が亡くなった時には，宗教的儀式である「葬儀」によって，亡くなった人とのお別れをすることが大半ではないでしょうか。近年では，葬儀の形式も多様化し，「告別式」や「お別れ会」といった形式で宗教的な意味合いをもたせないことも増えています。さまざまな別

れがあるなかで，宗教的儀式がもつ意味にはどのようなものがあるでしょうか。大切な人を亡くした混乱のなかで執り行われる「葬儀」は，亡くなった人を悼み，弔うという2つの意味合いがあります。葬儀は，この世に共に生きてきた人とのこの世での永遠の別れを意味するもので，どの宗教においても重要視されています。また，その形式と内容には，各宗教の来世観が反映されています[1]。それゆえ，宗教的な葬儀の中核にあるのは，亡くなった人を弔うことになります。弔うとは，死者の霊，魂をなぐさめるという意味と遺された者をなぐさめるという両面があります。死者の霊，魂をなぐさめ，次の世界に送り出すという一連の流れは，別れには違いありませんが，死者が死後，どのような道を歩むのかという行く末を確かめ，形は変わっても儀式を通して，あるいは場所（お寺や教会など）やモノ（お墓や仏壇など）を介して，絆は継続されていくという，両面を持ち合わせるものです。この宗教的儀式は，近年，悲嘆研究，遺族ケアにおいて重要視されている「継続する絆」理論のもととなったものです。かつて，グリーフケアでは，故人との関係を断ち切ることでその悲嘆から立ち直ると考えられてきました。しかし，例えば，葬儀後の周忌ごとの儀式，お盆，お彼岸，お墓参りといった宗教行事を通じて関係性を保ち続けることによって，新しい形で故人と共に生きることで，受け入れがたい事実を受けとめられるようになっていきます。「あの時，一体どうしていたらよかったのか」，遺された者は出口のみえない，答えのない問いをかかえていることも少なくありません。

　そんな時は，学問の立場からの解答はあまり助けにはなりません。遺された者は，宗教がもつ教義に，なぜ自分の大切な人と別れなければならなかったのか，死後の世界の存在について，その答えを託すことがあります。もちろん，宗教と一口に言っても，教義，組織，信者に求められる態度は様々ですが，手放し，立ち止まり，緩やかに動くことを任せられる主客一体の場として宗教には大きな役割があります。医療の場では，医療者と患者や家族はケアする者とケアされる者に切り分けられがちですが，主客一体の関係性で，両者が生きることを共有することが，ケアにおいては重要な視点です。遺族と医療者という二者関係ではなく，時には宗教的儀式が内包しているケアの叡智を借り，たゆたうなかに，ゆっくりと道筋を共につくっていく支援ができればと願っています。

（近藤（有田）恵）

┃文　献

1）小林栄．日本人と葬儀．神学研究 1974; 22: 66-87

Ⅱ章

悲嘆と家族・遺族のケア

2 通常の悲嘆とその支援

1 通常の悲嘆の理解

　　死別は人生における最も困難なライフイベントの一つであり，愛する人を失った時に初めて，人は死別がどんなにつらい体験であるかを知ることが多い。そのような死別の悲しみは，愛する対象を失った時の自然な反応であり，多くの人々は時間の経過とともに少しずつ自分の気持ちに折り合いをつけ，亡き人のいない生活に適応し，新たな人生を歩みだす。数週間から数カ月（場合によっては1年〜数年）を経て自然に収束していく死別反応は「通常の悲嘆（または正常悲嘆）」と呼ばれ，そのような自然な反応は疾患（治療すべきもの）として扱われるべきではない。遺族の約85％は，個人の回復力や支えてくれる人などのリソース（資源）で死別に対処し，通常の悲嘆の経過をたどることが報告されている[1]。一方で，遺族の一部は，通常ではない悲嘆の経過，いわゆる複雑性悲嘆やうつ病などのメンタルヘルスの問題が生じて，日常生活に支障をきたす場合があり，ケアの提供者は遺族の悲嘆反応を十分に理解し，対応することが求められる[2]。本項では主に病死による死別に焦点を当て，終末期から死別後まで，どのような死別のケアが求められるかを考えてみたい。

2 通常の悲嘆の推移

　　悲嘆反応の詳細については「悲嘆の概念と理論」の項で述べたので，ここでは割愛するが，遺族の悲嘆のプロセスは，ある程度予測可能な行程をたどることが知られている[3]。図2は通常の悲嘆の悲嘆反応の推移を示しており，Prigersonら[4]は，悲嘆反応（grief）の中核となる思慕（yearning）や悲しみ（sadness）などは，死別後しばらくが最も強く，その後，時間をかけて少しずつおさまっていき，それに伴い受容（acceptance）が進むと述べた。

　　一方，死別後の悲嘆は，死の状況や亡き人との関係性，その時の遺族の年齢（発達段階）や性別などの個人特性，家族機能，ソーシャルサポート，社会的文化的要因などにより，実際は，悲嘆反応として出現する症状やその強さ，持続期間などにかなりバリエーションがあることもわかっている[5,6]。死別後は，死別による悲しみだけでなく，家族や周囲との関係性や生活・環境の変化などのストレッサーが加わることも多く，遺族の苦悩は必ずしも悲嘆反応の強さだけでは表すことができない。そのため，社会的状況も含めた遺族のストレスレベルの評価が役立つことも多い。例えば，図3では，縦軸をストレスレベルの高さ，横軸を時間軸とし，死別という出来事からその後のストレスレベルの推移を模式的に表した。

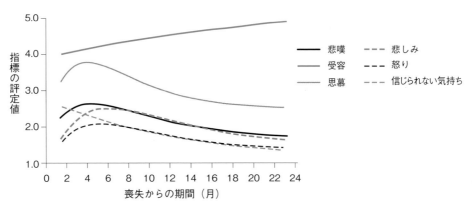

図2　悲嘆と死の受容

〔Prigerson, HG, et al. Grief and acceptance as opposite sides of the same coin: setting a research agenda to study peaceful acceptance of loss. Br J Psychiatry 2008; 193: 435-7 より引用改変〕

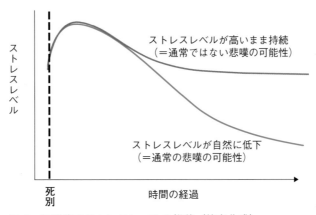

図3　死別後のストレスレベルの推移（筆者作成）

縦軸，横軸共に，ストレスレベルの高さや持続期間は個人差が大きい

　また，死別に伴うストレスは，死別の時点を境にして，終末期と死別後では大きく「質」が異なる。終末期はまだ喪失が確定しておらず，予想される死に対する気持ちの落ち着かなさや死別を予期した時に起こる悲しみ（予期悲嘆）以外にも，看病や付き添い，治療やケアの意思決定，患者・家族間や医療スタッフなどとのコミュニケーション，経済的問題への不安など，さまざまな要因により，家族には多大なストレスがかかる[7]（Ⅱ章 総論4「ケアの対象としての患者の家族」参照）。また，病院，施設，在宅など，どの場所で看取りが行われるのか，そのなかで家族が介護者としてどのような役割を果たすかによっても，その家族の負担やストレスは大きく異なる[8]。

　一方，死別後は，看病や治療の意思決定などに関連したストレスはなくなるものの，愛する人が本当にいなくなり，もう二度と戻ってくることはないという現実と悲しみに直面し，その人のいない生活に適応するという新しい人生の課題が，新たなストレスとなってクローズアップされる。死別後しばらくは，葬儀などの供養儀式や死別後の手続きで，慌ただしく日々が過ぎていくが，それが過ぎた頃に，介護をしていた時

の疲れが出たり，寂しさや悲しさが募ったりする。悲嘆反応の強さは個人差があるが，その頃に自分の感情をコントロールできなくなるほどの強い悲嘆反応が出現したり，起き上がれないほどの倦怠感に襲われたりする場合も少なくない。また，この時期は，行き場のない怒りが，残された家族やごく親しい人に向けられるなど，人間関係の葛藤が生じる場合もしばしばある。

　悲嘆反応が時間の経過とともに収束していくと，家族や周囲の人たちとの葛藤も次第におさまり，全体として遺族のストレスレベルは，通常，個人単位においても家族単位においても減じていく。一方で，通常の悲嘆の経過をたどらず，強い悲嘆反応が持続したり，周囲の人との関係性の悪化やそれによる強い葛藤が持続したり，新たに別の大きなストレスが加わったりすると，ストレスレベルも下がらず，心身の不調などで日常生活に支障をきたす場合がある。このように，死別は遺族の情緒面以外にも，さまざまな問題を引き起こすことがあるため，個人の症状だけでなく，喪失による家族の力動の変化や，社会的状況を含めたストレス要因などを総合的にアセスメントすることが重要である。

3　遺族への支援時期

　死別の支援を提供する場合も，ケア提供者は遺族の時間軸を心にとめておくことが大切である。どの時点で関わったとしても，遺族には関わり始めた時点より前の経過とその後に起こりうる変化があり，現在の遺族の状況を評価し，支援を考える場合には，その双方を考慮する。

　図4に示すように，死別前のA，死別直後のB，死別後しばらく経過したCでは，遺族の悲嘆反応の大きさやストレスの質，必要とされるアセスメントや支援の内容が異なる。そのため，ケア提供者は，自分自身がどの時点で家族や遺族に関わっているのかを意識しておくことが重要となる。また，AやBの時点で「通常の悲嘆」と「通常ではない悲嘆」を明確に予測したり，区別したりすることは難しい。AやBの時点でケア提供者が心配であると感じる遺族には，何が心配と感じる要素であるのか，リスクアセスメントをしっかりと行ったうえで，その後の遺族の心身の状態や症状，悲嘆反応，社会状況も含めた推移を，慎重に見守る必要がある（II章 総論4「ケアの対象としての患者の家族」参照）。

　また，同じCの時点で支援を提供する場合においても，遺族自身が専門的な支援を希求して専門家を訪ねた場合と，闘病・療養中に故人（患者）や家族に関わった医療者が相談にのる場合とでは，遺族自身が支援する相手に期待する事柄が異なる。後者の医療者による支援では，亡き人との思い出を共有することなどが，遺族の大きな支えになることも多い。

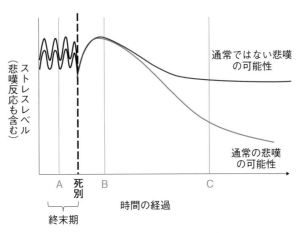

図 4　ケア提供者が関わる時期（筆者作成）

A は死別前（闘病中）に関わるケア提供者
B は死別直後に関わるケア提供者
C は死別後しばらく経過した時期に関わるケア提供者

4　遺族への具体的な支援

1）　基本原則

　死別後の遺族の支援は，国際的には「ビリーブメントケア（bereavement care）」という用語が一般的に使われるが，日本では「グリーフケア（grief care）」という用語が使われることが多い[3]。ビリーブメントケアやグリーフケアは，通常の悲嘆を含めた遺族のケアを指し，そのケアの担い手は，遺された家族同士，友人や近隣の人など遺族の周囲にいる人たち，医療者（医師，看護師，その他のコメディカルスタッフなど），地域の精神保健従事者，ピアサポート団体や遺族会，葬儀社など幅広い。

　一方，通常の悲嘆の経過をたどらない場合には，「グリーフセラピー（grief therapy）」[9]や「グリーフカウンセリング（grief counseling）」[10]，あるいは「悲嘆に焦点を当てた認知行動療法」や「家族療法（family therapy）」[11]といった介入や治療が必要となることがある。これらの介入の担い手は，診断や治療を熟知している精神保健の専門家になるが，日本では遺族が専門的治療を受けることができる医療機関や人材がまだ非常に少ない（Ⅲ章参照）。しかし，世界的にはさまざまな遺族への介入プログラムが開発されつつあり，日本にも少しずつ導入されている（臨床疑問 1，Ⅲ章-6「複雑性悲嘆の認知行動療法」参照）。

　通常の悲嘆か否かにかかわらず，どのような場合においても，遺族支援を行う際には，ケア提供者は基本原則として表 4 の 3 点を常に心にとめておく必要がある[12]。

　先に述べたように，本来，死別の悲しみは自然な反応であり，今，目の前にいる人がどんなに深い悲しみにくれていても，多くの遺族は自分自身で悲しみから回復する力や，悲しみを通して成長する力をもっている。その力は近年，「レジリエンス（resilience）」や「心的外傷後成長（posttraumatic growth）」という言葉で表されている[3,13]。

　支援においても，遺族の悲しみを解釈することよりも，丁寧な傾聴，遺族のレジリ

表4　遺族支援における基本原則

1	ほとんどの遺族は，死別から回復する力をもっている
2	遺族のニーズを十分に配慮すること，効果的で思いやりのあるコミュニケーションをとることが，支援の基盤となる
3	文化や多様性に配慮した柔軟さが重要である

〔MDHB Palliative Care District Group. Palliative Care Bereavement Support Guidelines. 2015 より引用改変〕

エンスを育む姿勢，そして思いやりのあるコミュニケーションが基盤となる。また，死別後の悲嘆反応は，多くの遺族に共通する反応と，その人固有の反応があり，回復のプロセスも文化的・社会的背景など多くの要因に影響されるため，ケア提供者はそのような多様性に配慮できる柔軟さが求められる。

　もう1つ大切な点として，愛する人を失った遺族が，死別後に再び生きる意味や自分の存在価値を見出すためには，亡き人との物語を「語り直す作業」が必要となる。その作業は心のなかで行っても，何かに書き記しても，誰かに語ることでも構わない。そのような語りを通してこそ，これからもその人は見守ってくれている，その人の分も生きていくという「新たなこれからの人生の物語」を紡ぐことができる[14]。悲嘆過程は，愛する人のいない世界でどのように生きていくかという実存的な問いに向き合うプロセスであり，死別の支援では，そのようなスピリチュアルな側面が重要な要素として含まれることを忘れてはならない。

2）支援の方法

　闘病・療養期間がある場合，死別の支援は死別前から始まっている[15]。終末期は，患者と家族は1つの「ケアの単位」としてみなされるべきであり，家族間のコミュニケーションや交流を促し，終末期にできるだけ家族として良い期間が過ごせるように支援すること，家族の状況や体調を気遣うこと，家族が患者のケアを安全にできるように支援することなどは，家族の心配や心残りを軽減する可能性がある[16]。家族の終末期の状況は，終末期のケア提供者（医療者）の態度，患者への良いケア，コミュニケーション，得られる情報などに大きく影響される[17,18]。看取り後は，家族が死別後の処置に参加したり，通夜や葬儀といった儀式のなかで故人にゆかりのある人から慰められたりすることが，遺族の悲嘆過程に重要な役割を果たす。また，最近では，死別後に起こりやすいことや相談できる窓口の情報が書かれたリーフレットを渡したり，電話や近況を伺う手紙を送ったりするなど，死別後も遺族のフォローを検討している医療機関や施設が増えつつある[3,19]。

　死別後においては，通常の悲嘆の人たちは，本人が望まなければ，特別な死別の支援サービスは不要である。その人たちは，お墓参りをする，仏壇の前で手を合わせる，亡き人に語りかける，思い出の場所を訪問するなど，自分なりの「喪の作業」を行い，少しずつ亡き人のいない状況に適応していく。その際，遺族の気持を理解し，故人のことを安心して話すことができる場や，そっと寄り添う人がそばにいることが，悲

嘆過程の大きな支えになる。一方，死別のサポートを必要とする人たちの支援は，いわゆるサポートグループのような自助的な支援と，死別に詳しい専門職や専門家による支援に大別される。

　死別後に遺族とお会いした際には，まず遺族にねぎらいやお悔やみの言葉を伝え，死別後の状況を確認し，遺族の話に共感的に耳を傾ける。一方，心配な様子の遺族には，その人の思いやニーズを十分に伺ったうえで，遺族自身がその困り事をどのようにしていきたいのか，今のストレスを下げる方策としてどのようなことができそうかを一緒に整理することが助けになる場合もある[20]。例えば，サポートグループや相談できそうな専門家など，近隣にサポート資源があるかどうかを遺族と一緒に探すことなどから始めるのも 1 つの方法である。また，遺族が非常に心配な状態が続く場合には，専門家へのリファー（紹介）を考えるだけでなく，ケアを担う人が専門家と相談できる体制を整えていくと安心である。

　ケア提供者は，遺族の症状レベルの問題が低減し，日常生活が問題なく送れるようになったとしても，愛する人を失った悲しみが消えるわけではないことを，決して忘れてはならない。また，闘病・療養中の自責感や後悔が癒えるには時間がかかる。海外の遺族支援では，「living with grief（悲しみとともに生きる）」という言葉が使われるが，この言葉に象徴されるように，死別の支援は悲しみを取り去るために行われるものではなく，悲しみをかかえながらも希望を見出し，人生を再出発するために行われるものである[21]。

（瀬藤乃理子）

Ⅱ章　悲嘆と家族・遺族のケア

■文　献

1）Bonanno GA, Kaltman S. The varieties of grief experience. Clin Psychol Rev 2001; 21: 705-34
2）Moayediddin B, Markowitz JC. Abnormal grief: should we consider a more patient-centerd approach? Am J Psychotherapy 2015; 69: 361-78
3）坂口幸弘．悲嘆学入門：死別の悲しみを学ぶ．昭和堂，京都，2010
4）Prigerson HG, Maciejewski PK. Grief and acceptance as opposite sides of the same coin: setting a research agenda to study peaceful acceptance of loss. Br J Psychiatry 2008; 193: 435-7
5）Stroebe M, Schut H, Stroebe W. Health outcomes of bereavement. Lancet 2007; 370: 1960-73
6）Rando TA. Grief, Dying, and Death: Clinical Interventions for Caregivers. Research Press, Illinois, 1984
7）Kristjanson LJ, Aoun S. Palliative care for families: remembering the hidden patients. Can J Psychiatry 2004; 49: 359-65
8）Burridge L, Winch S, Clavarino A. Reluctance to care: a systematic review and development of a conceptual framework. Cancer Nurs 2007; 30: E9-19
9）Neimeyer RA, ed. Techniques of Grief Therapy. Routledge, London, 2012
10）Worden JW. Grief Counseling and Grief Therapy: A Handbook for the Mental Health Practitioner. 4th edition, Springer Pub Co, New York, 2008
11）Kissane DW, Parnes F, ed. Bereavement Care for Families. Routledge, London, 2014.
12）MDHB Palliative Care District Group. Palliative Care Bereavement Support Guidelines. 2015
13）Tedeschi RG, Shakespeare-Finch J, Taku K, et al. ed. Posttraumatic Growth. Routledge, London, 2018
14）Hedtke L, Windslade J. The Crafting of Grief. Routledge, London, 2016
15）Rando TA, ed. Clinical Dimensions of Anticipatory Mourning: Theory and Practice in Working With the Dying, Their Loved Ones, and Their Caregivers. Research Pr Pub, 2000

16）Hudson P. A conceptual model and key variables for guiding supportive interventions for family caregivers of people receiving palliative care. Palliat Support Care 2003; 1: 353-65

17）Hudson PL, Aranda S, Hayman-White K. A psycho-educational intervention for family caregivers of patients receiving palliative care: a randomized controlled trial. J Pain Symptom Manage 2005; 30: 329-41

18）Andershed B. Relatives in end-of-life care_part 1: a systematic review of the literature the five last years. J Clin Nurs 2006; 15: 1158-69

19）Mather MA, Good PD, Cavenagh JD, et al. Survey of bereavement support provided by Australian palliative care services. Med J Aust 2008; 188: 228-30

20）Boss P. Loss, Trauma, and Resilience: Therapeutic work with ambiguous loss. W. W. Norton & Co Inc, New York, 2006

21）Doka KJ. Living With Grief: At Work, At School, At Worship. Routledge, London, 2019

遺族とのコミュニケーション

1 死別を経験した遺族の語り

　遺族とのコミュニケーションを行う場合，遺族はどのような内容を多く語るのかについて知っておく必要がある[1]。多いものは，「治療の後悔」「記念日反応」「周囲からの言葉かけ，態度」である。

1）治療の後悔

　遺族の語りで最も多いのが治療の後悔である。遺族も患者の治療方針の決定に参加していることがほとんどであるが，どのような選択であったにしろ，その後，患者が亡くなっている状況が生じているため，遺族はもっと良い方法があったのではないかと考えてしまい，後悔の思いをかかえていることが多い。しかし，そのような遺族から治療に関する話を医療者が聞くと，最善の治療選択をしていると判断できることがほとんどである。

　後悔の内容として，「モルヒネを使ったから早く亡くなってしまった」「鎮静をしたから早く亡くなってしまった」と訴える遺族は少なくない。モルヒネの使用や鎮静を行うことで早く亡くなるとの報告はなく，遺族の誤解が後悔を生じさせていると考えられ，このような時には適切な知識を提供することが役に立つ場合がある[1]。

2）記念日反応（anniversary reaction）

　悪いことが起きた時も含めて記念日と表現されるが，記念日に合わせて遺族に生じるさまざまな心理的な反応を記念日反応と呼ぶ。記念日反応は，命日はもちろんのこと，がんの告知，再発など診断や治療の節目となる出来事，亡くなった人の誕生日，結婚記念日などでも生じる。

　また，記念日反応が生じるのは，必ずしも節目となる日だけではない。季節や風景でも記念日反応が誘発されることがある。例を挙げると，秋の青い空を見て「ちょうどこの時期，具合が悪くなって入院した。その時の空と一緒」，桜の花を見て「去年の今頃は一緒に桜を見たのに」と感じ，つらくなってしまう遺族は少なくない。

　したがって，遺族と話をする際には，亡くなった人の誕生日，結婚記念日，発病時期，死亡日などを把握しておくことが必要である。

3）周囲からの言葉かけ，態度

　遺族は周囲の言葉かけや態度によって，つらい気持ちになることが知られている。遺族のつらさを何とかしたいと考えている周囲の人の言葉かけが逆効果になってしま

30

表5 遺族に対して慎みたい言葉

- 寿命だったのよ
- いつまでも悲しまないで
- 気づかなかったの？
- 元気そうね
- でも，これで楽になったでしょ

うことは少なくない。これらは「役に立たない援助」と呼ばれている。これについては次に述べる。

2 遺族ケアで注意すべき点―役に立たない援助―

遺族の周囲にいる人たちは，悲しみにくれる彼らを何とかしたいと考え，言葉かけをはじめとしてさまざまな援助を行うが，遺族ケアについての知識が不十分なまま行われている援助の8割は遺族をつらくさせる[2]。これは「役に立たない援助（unhelpful support）」と呼ばれている。

役に立たない援助を行ってしまうのは，周囲の人のみならず医療者も同様である。例えば「寿命だったのよ」「気づかなかったの？」「いつまでも悲しまないで」などの言葉が挙げられる[1]。特に配偶者を亡くした人は，それ以外の人よりもこのような言葉によってつらくなる傾向があり注意すべきである[3]。遺族が傷つく言葉の代表例を表5に示す。遺族にかける適切な言葉がみつからない場合は，「今は言葉がありません」などと正直に伝えるのがよいであろう。

逆に，遺族からみて有用であったと思える援助としては，遺族同士で話し合う機会をもつ，（遺族が）感情を表出する機会をもつ，（援助者が）関心をもつ，（援助者が）そばにいることが挙げられる[2]。ここで注意すべきことは，援助者が話すことが有用な援助に含まれていないことである。遺族は，周囲の人が語ることを有用と思ってはいない。援助を行ううえで大切なことは，関心をもって，そばにいることである。つまり，精神療法の基本と同じことであり，改めて，遺族ケアにおける精神療法の重要性についても認識することが重要である。

3 おわりに

遺族とのコミュニケーションを行うにあたって必要な事柄について解説した。死別は人生で最もストレスの大きな出来事であり，心身に影響が及ぶこと，遺族は治療の後悔，記念日反応，周囲との関係性で悩んでいること，遺族ケアに関する知識のないまま援助を行うことは逆効果であることを考慮しながらコミュニケーションを進めることが重要である。

（大西秀樹，四宮敏章）

▌▌文 献

1) Ishida M, Onishi H, Matsubara M, et al. Psychological distress of the bereaved seeking medical counseling at a cancer center. Jpn J Clin Oncol 2012; 42: 506-12

2) Lehman DR, Elland JH, Wortman CB. Social support for the bereaved: recipients' and prociders' perspectives on what is helpful. J Consult Clin Psychol 1986; 54: 438-46

3) Ishida M, Onishi H, Morita T, et al. Communication disparity between the bereaved and others: what hurts them and what is unhelpful? A nationwide study of the cancer bereaved. J Pain Symptom Manage 2018; 55: 1061-7. e1061

Ⅱ章

悲嘆と家族・遺族のケア

コラム 2

社会/コミュニティ全体で遺族を支える

　遺族の悲嘆は，臨床の場ですべて対応できるものではありません。悲嘆には心理的・身体的困難に留まらず，臨床的対応が充実しているとは言いがたいスピリチュアルな困難や社会的困難も存在するからです。また，必ずしも医療者が遺族支援の最良の担い手であるとは限りません。遺族同士の支え合いや心あるボランティアによる遺族支援は，医療者が提供できる支援と同じかそれ以上に有効であることもあります。

　遺族支援は，医療者であるなしにかかわらず，社会ないしコミュニティ全体を現場として展開されるべきものではないでしょうか。例えば英国スコットランドでは，行政，医療，市民が連携してそれぞれ役割を担い，社会を挙げて遺族支援を行っています。スコットランド政府は遺族支援の指針[1]策定を主導し，National Health Service（NHS）Scotlandは臨床の場における遺族支援の実践と専門職の教育・訓練[2]を主導し，Cruse Bereavement Care Scotland[3]は域内最大の民間団体としてスコットランド全土でボランティアによる遺族支援を主導しています。そして何よりも重要なのは，この3つのセクターがそれぞれの強みを発揮しつつ，対等な関係性の下で協働している点です。

　ひるがえって日本の遺族支援の現況をみると，全国各地の緩和ケア病棟などの医療機関や遺族会などの市民団体を中心に，それぞれが遺族支援を充実させるべく個別に取り組んできています。行政による遺族支援は，自殺対策基本法および自殺総合対策大綱に基づく自死遺族支援が中心であり，あらゆる遺族を十分に支援するものにはなっていません。

　ただ，自死遺族に支援の対象を限定しない取り組みが，一部の行政でみられるようになってきています。例えば，豊中市保健所は死別の原因を限定せずに広くグリーフケアを展開しており，遺族同士のわかちあいの会の開催，悲嘆に関する講演会の開催，グリーフケア啓発リーフレットの作成・配布などを行っています[4]。

　また，世田谷区はグリーフサポート事業を補助金事業として展開しており，実施事業者として選定された民間の支援団体グリーフサポートせたがやと連携して，グリーフにまつわる個別相談，講演会の開催，区や地域の相談・支援機関とのネットワークづくりを進めてきています[5]。

　豊中市の遺族支援を官主体型とすれば，世田谷区のものは官民連携型といえます。しかし，これらのタイプの遺族支援は現在の日本においてまだ少なく，わが国のコミュニティレベルの遺族支援は，遺族会やサポートグループなどの市民団体による民主体型が，今のところ圧倒的多数を占めています。

　私が2012年から参加している松本市の任意市民団体ケア集団ハートビート[6]では，遺族同士のわかちあいの会だけでなく，遺族であるなしにかかわらず参加できる，看取りと死別と支え合いをテーマにした連続講座，長野県内の緩和ケア病棟訪問見学，デスカフェ（死についてざっくばらんに語りあう会）を実施してきました。また，NHS Scotland 発

行の遺族支援のための冊子[7]をモデルに，『大切な人を亡くしたとき〜長野県・中信地方版〜』という冊子を，地域の医療者，宗教者，遺族，研究者，大学生，メディア関係者など，多様な背景をもつ有志の協働により作成・配布もしてきました[6]。

　こうした取り組みを通して死別の悲しみや困難に対して温かいコミュニティづくりを進め，地域で直接・間接に遺族支援を展開する試みは，日本社会に意外と多く存在します。そして，もし暮らしている地域に存在しなければ，自分たちで始めればよいのです。

　コミュニティレベルの遺族支援を一から始めるにしろ，既に存在する支援に加わるにしろ，臨床現場の医療者の関わりがもたらしうるものは多くあります。遺族を含む一般市民に対するグリーフケアの知識や経験の提供は無論のこと，遺族支援を臨床レベルからコミュニティレベルへとシームレスにつなげていくこともできるのではないでしょうか。

　ただ，医療者がコミュニティレベルの遺族支援に関わる際には，専門職としての技能や立場を活かすにしても，あくまでもコミュニティメンバー（市民）の一人として，他の市民と対等に協働する意識をもつことが重要ではないかと思います。

　民藝運動の創始者である柳宗悦は，ある本の中でこう言っています——「悲しさは共に悲しむ者がある時，ぬくもりを覚える。悲しむことは温めることである」[8]。同じコミュニティに暮らす遺族の悲しみを，医療者としてだけでなく一市民として，我がことの如く共に悲しむ心をもつこと。そうした心持ちが，死別の悲しみに対して温かく，遺族に支援的な社会をつくっていくうえでは欠かせないのではないか，と私は考えています。

（山崎浩司）

■ 文　献

1) https://www.sehd.scot.nhs.uk/mels/CEL2011_09.pdf（2021 年 2 月 14 日閲覧）
2) http://www.sad.scot.nhs.uk/（2021 年 2 月 14 日閲覧）
3) http://www.crusescotland.org.uk/（2021 年 2 月 14 日閲覧）
4) https://www.city.toyonaka.osaka.jp/kenko/kenko_hokeneisei/kokoronokenkou/grief.html（2021 年 2 月 14 日閲覧）
5) https://www.city.setagaya.lg.jp/mokuji/fukushi/003/011/d00145872.html（2021 年 2 月 14 日閲覧）
6) https://www.hbshinshu.com/（2021 年 2 月 14 日閲覧）
7) https://www.nhsinform.scot/publications/when-someone-has-died-information-for-you（2021 年 2 月 14 日閲覧）
8) 柳宗悦. 南無阿弥陀仏. p88, 岩波書店, 東京, 1986

Ⅱ章

悲嘆と家族・遺族のケア

ケアの対象としての患者の家族

　がん等の身体疾患による死は，自死や事故による死亡とは異なり，ある程度死期を予期できる特徴がある。そのため，患者の家族は死別前から喪失を予期して悲しみに襲われるものである。しかし，死期を予期できるということは死別前から家族を支援できる利点として考えることもでき，死別後の悲嘆や精神的苦痛の悪化の緩和を図り，患者と死別した後の生活について事前に準備することができる。臨床的には，医療者による死別前からの家族へのケアは重要とされるが[1]，死別後の遺族の精神状態へ与える影響についての研究は数が少なく，構造化され有効性が示された支援方法は十分に明らかになっていない[2]。ここでは，がんを中心とした生命を脅かす疾患をかかえる家族の状況を整理し，家族に対するケアについて述べる。

1 がん医療などにおける患者の家族の状況

　家族には，患者の日常生活や気持ちを支え，患者の医療に関して状況を共有して介護を担っていく介護者としての立場と，家族が病気を患うことにより発生する多様なストレスによる負担をかかえる一個人としての立場がある。特に，医療現場においては，患者中心に物事が進み，家族に対しては介護者としての役割が期待されることが多い。諸外国では，家族は informal caregiver と表現されることが多く，formal caregiver と呼ばれる医療者や介護者とは異なり，金銭などの利益を得ることはなくケアを提供する存在とされる。さらに，普及が図られているアドバンス・ケア・プランニングにおいては，家族は患者が意思決定能力を失った時の代理決定者としての役割を担っていくことが望まれると示されている[3]。「人生の最終段階における医療・ケアの決定プロセスに関するガイドライン」[4]においても，患者本人が自らの意思を伝えられない状態になった場合に備えて，特定の家族などを患者の意思を代理する者として前もって定め，患者本人，家族などと医療者が繰り返し話し合いをしていくことの重要性が明記され，患者の支援をしていく立場がより一層強調されるようになってきている。

2 患者の家族がかかえている問題

　家族は身体的，精神的，社会的，実存的な問題を多くかかえている。その要因の一つとして，家族は実質的なケアを患者に提供することが求められていることにある。患者の介護や症状管理，見舞いや付き添い，患者への情緒的な支援など，様々である。また，治療方針の決定や終末期の過ごし方などに関する意思決定への参加においても家族への負担は大きい。他にも，入院費や治療費などの経済的問題や，介護による新

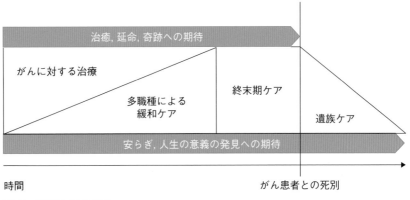

図 5　緩和ケアモデル

〔Ferris FD, et al. 2002[7]; Liben S, et al. 2008[8]より引用改変〕

しい生活への適応の問題がある。一部の家族においては休職や退職を余儀なくされたり、友人や他の家族との時間を十分に作れず社会から孤立してしまうことも少なくない。介護という行為だけでも大きな負担であり、それに伴い身体面だけでなく精神面にも影響を及ぼす。家族のうつおよび不安の有病率はそれぞれ 42％および 46％とされ[5]、それは患者と同等あるいはそれ以上とまでいわれている[6]。

　さらに、がん等の生命を脅かす疾患をかかえる患者の家族の心理的な反応の特徴として、患者との死別を予期し、実際の死別の前に悲嘆が開始されることがある。これを予期悲嘆（anticipatory grief）と呼ぶ。予期悲嘆は、患者を近いうちに喪失することに対する反応として生じるものであり、死別後に生じる悲嘆反応と同様に悲しみなどの感情を伴う苦痛をもたらすものである。

3　緩和ケアモデルにおける家族ケアの位置づけ

　代表的な緩和ケアモデルにおいて、遺族ケアはモデルのなかに明確に位置づけられ、患者だけでなく家族に対しても身体的、精神心理的、社会的、スピリチュアルなニーズに対応することと説明されている[7]（図 5）。医療者による支援は、がんの治療中では、患者の治癒や延命、奇跡への期待を家族と共に願うことにあり、終末期に近づくにつれて患者や家族の希望を支え、安らぎや人生の意義や目的を見出していく支援に変化していく。このような経過を共に寄り添うことが緩和ケアモデルにおける支援として示されている[8]（図 5）。

4　家族への対応

　死別前の家族の抑うつは、遺族となった後の抑うつと関連するということが示されている[9]。死別後の悲嘆反応やうつ症状などの精神的苦痛に関連するリスク要因はいくつかあり、そのなかには、死別前に介入することで、死別後の精神的苦痛を緩和で

きるような要因が含まれている。死別前の家族に介入を行うことが，遺族となった後の精神症状などのアウトカムを改善するかどうかを明らかにした研究は少ないが，死別前からの家族ケアが有効である可能性は示唆されている。

1）予期悲嘆

予期悲嘆については，臨床的には，終末期の患者の家族の心理状態の理解に役立つため，家族の状態をアセスメントしていく際には重要な視点となる。家族が死別前にあらかじめ予期悲嘆を経験しておくと，急に亡くした時よりも死別後に生じる悲嘆は緩和される可能性がある[10]。一方で，予期悲嘆が強く，患者の死を迎える準備ができていない人は死別後の複雑性悲嘆やうつ症状をかかえる可能性が高いとされる[11]。

患者が存命中の家族ケアの現場では予期悲嘆を適切に取り扱うことが重要とされている。しかし，予期悲嘆に対応していくことで，死別後の悲嘆が軽減されるかについては，すべての研究で同じ結論が得られているわけではなく，賛否両論がある状況となっている。

2）家族間の関係性

死別後の精神的苦痛に関連するリスク要因として，患者と家族の愛着の問題が知られている[12]。Kissane らが開発した family focused grief therapy[13]では，家族の死別反応の軽減の予防を目的に，終末期から死別後に家族を中心に介入することで家族の機能を高める。そのプログラムの内容は，①家族内での衝突を探索する，②考えや気持ちを話す，③家族間の問題を扱う，であり，4〜8 回のセッションから構成される。家族間での衝突や問題が生じている家族においては，死別後のうつ症状の軽減に有用であることが示されている。

一方，死別前の家族のニーズや，病的な不安や抑うつに対して介入を行い，それらの効果を検証した研究も進められている。そのような介入プログラムにより，家族の不安，抑うつ，患者との間のコミュニケーションの改善などの効果が示されつつある[14,15]。

例えば，介護者としての役割への支援として，介護やケアの方法に関する情報提供が有用とされる[16]。また，家族がかかえているストレスに対して，うまく適応できるよう対処方法を共に考えていくことが重要である。一般的に問題を回避したり，アルコールなどに依存するコーピングは不安や抑うつを悪化させる。家族は自分自身の健康を維持していくことが重要であるが，患者のために時間や労力を割くことが求められるため，家族は以前より健康状態が悪化してしまうことがある[17]。健康の維持のために，セルフマネジメントを適切に行っていくように伝えていくことも重要である。

5　おわりに

家族は，患者にとって重要な介護者でありながらも，「第二の患者」と呼ばれるよう

に患者同様にケアの対象である。がん等の予後予測が比較的可能な疾患で患者が亡くなる場合には，遺族ケアは患者が生存している段階から始めることができる。家族のかかえている苦悩を理解しつつ，家族がその時の状況でできることを支援していくことで，少しでも心残りが軽減されるよう意識し，死別後に生じるかもしれない後悔をはじめとするさまざまな苦痛が緩和されることを目指す家族ケアが全国で提供されていくことが望まれている。

（加藤雅志，竹内恵美）

▌文　献

1) Ghesquiere AR, Patel SR, Kaplan DB, et al. Primary care providers' bereavement care practices: recommendations for research directions. Int J Geriatr Psychiatry 2014; 29: 1221-9
2) Hudson P, Hall C, Boughey A, et al. Bereavement support standards and bereavement care pathway for quality palliative care. Palliat Support Care 2018; 16: 375-87
3) Rietjens JAC, Sudore RL, Connolly M, et al.; European Association for Palliative Care. Definition and recommendations for advance care planning: an international consensus supported by the European Association for Palliative Care. Lancet Oncol 2017; 18: e543-e551
4) 厚生労働省．人生の最終段階における医療・ケアの決定プロセスに関するガイドライン．2018
5) Geng HM, Chuang DM, Yang F, et al. Prevalence and determinants of depression in caregivers of cancer patients: a systematic review and meta-analysis. Medicine (Baltimore) 2018; 97: e11863
6) Braun M, Mikulincer M, Rydall A. Hidden morbidity in cancer: spouse caregivers. J Clin Oncol 2007; 25: 4829-34
7) Ferris FD, Balfour HM, Bowen K, et al. A model to guide patient and family care: based on nationally accepted principles and norms of practice. J Pain Symptom Manage 2002; 24: 106-23
8) Liben S, Papadatou D, Wolfe J. Paediatric palliative care: challenges and emerging ideas. Lancet 2008; 371: 852-64
9) Kurtz ME, Kurtz JC, Given CW, et al. Predictors of postbereavement depressive symptomatology among family caregivers of cancer patients. Support Care Cancer 1997; 5: 53-60
10) Fulton R. Anticipatory mourning: a critique of the concept. Mortality 2003; 8: 342-51
11) Nielsen MK, Neergaard MA, Jensen AB, et al. Do we need to change our understanding of anticipatory grief in caregivers? A systematic review of caregiver studies during end-of-life caregiving and bereavement. Clin Psychol Rev 2016; 44: 75-93
12) Bowlby J. The making and breaking of affectional bonds. I. Aetiology and psychopathology in the light of attachment theory. An expanded version of the Fiftieth Maudsley Lecture, delivered before the Royal College of Psychiatrists, 19 November 1976. Br J Psychiatry 1977; 130: 201-10
13) Kissane DW, McKenzie M, Bloch S, et al. Family focused grief therapy: a randomized, controlled trial in palliative care and bereavement. Am J Psychiatry 2006; 163: 1208-18
14) Lewis FM, Griffith KA, Alzawad Z, et al. Helping Her Heal: Randomized clinical trial to enhance dyadic outcomes in couples. Psychooncology 2019; 28: 430-38
15) Li J, Luo X, Cao Q, et al. Communication needs of cancer patients and/or caregivers: a critical literature review. J Oncol 2020; 2020: 7432849.
16) Hudson P, Thomas T, Quinn K, et al. Teaching family carers about home-based palliative care: final results from a group education program. J Pain Symptom Manage 2009; 38: 299-308
17) Beesley VL, Price MA, Webb PM. Australian Ovarian Cancer Study Group; Australian Ovarian Cancer Study—Quality of Life Study Investigators. Loss of lifestyle: health behaviour and weight changes after becoming a caregiver of a family member diagnosed with ovarian cancer. Support Care Cancer 2011; 19: 1949-56

Ⅱ章
悲嘆と家族・遺族のケア

5 患者が生存中からの家族・遺族ケア

1 基本的なコミュニケーション

　医療現場は，どうしても患者を中心に進んでいくため，家族は介護者としての役割を担うことを医療者から期待されてしまう。そして，家族自身も「大変なのは患者なのだから，患者を優先しなければ」と考えてしまうものである。家族は，自身の苦痛を否定しようとする傾向にある[1]。家族ケアを行うにあたって，患者を介護する家族という役割を押し付けるのではなく，まず悩みをかかえる一人の人間として向き合うことを心がける姿勢は重要である。そのためには，患者がいないところで話ができる場を設け，たとえ患者に聞かれたくないような話題が出てきても安心して話ができる環境をつくる必要がある。

　これらのことを基本として，まずは，家族の話を無批判に傾聴し，「患者の家族」としてではなく「悩みをかかえる一人の人間」として共感していく姿勢が重要である。例えば，医療者を含めて周囲から介護が期待されるも，介護ができない家族などに対して，ついつい批判的な態度をとってしまう医療者は少なくない。このような状況に置かれている家族に対しても，家族ケアの視点からは共感的に対応していく態度が望まれる。

　悩みをかかえている者は，耳を傾けてくれる者に話をしていくことで，問題の整理が進むことが多い。整理された問題に対して，必要に応じて情報提供を行っていくことも重要である。適切な情報提供は問題解決そのものにもなりえるし，家族が問題解決に向けて行動する援助にもなる。明らかな誤解があれば積極的に解消していくことも，死別後の後悔を最小限に留めていくために望まれる[2]。

　医療者は生前から患者や家族に支援を行うことができ，死別直前のつらい時期から時には孤独になった死別後まで継続的に関わることができるかもしれない（P35，図5参照）。最愛の人の死を一緒に見届けた医療者は，これまで築いてきた家族との信頼関係があるため，死別後の支援も行いやすい可能性がある。ここでは生前から死別後までその時の状況に合わせた支援方法（表6）[3,4]について概説する。

2 存命中の患者の家族へのアプローチ

　家族の精神心理状態が，患者との死別後に増悪しないように，死別前からの支援となることを意識したコミュニケーションを心がけていく。特に厳しい告知やエンド・オブ・ライフに関する話し合いの時には，患者同様家族に対しても共感的に関わることや，がんの進行に沿って適切なタイミングで明確な情報を提供することが重要であ

表 6　家族・遺族ケアにおいて意識する点

死別前
悲嘆のリスクを評価する
患者の効果的な症状緩和を提供する
必要な情報を適宜提供する

死別直前
死が近づいていることを伝える
家族の理解や心の準備を確認する
死が差し迫るサインや葬儀の調整などの実用的な情報を提供する
死を迎える場所や知らせたい人などについて意思決定を促す

死別後
家族の悲嘆や精神的苦痛を評価する
悲嘆のリスクが高い遺族に心理社会的支援を提供する

〔Morris SE, et al. 2021[3]；Palliative Care Resources Clinical Practice Group（CPG）Guidelines[4]より作成〕

Ⅱ章
悲嘆と家族・遺族のケア

る[5]。

　また，家族が患者とどのように接していくべきかを知り，患者に対して十分な支援ができていると自信をもつことも重要である。十分に自己効力感を有している家族は，より緊張が少なく，感情的に安定し，患者にも良い影響を与える[1,6]。医療者は，家族に対して，患者の情緒的な支援方法について，教育的な介入をしていくことを検討してもよいだろう。

3　患者との死別を予期した時

　家族の予期悲嘆に医療者が対応していくことで，死別後の悲嘆が軽減されるかについては明らかになっていないことは「総論4」で述べた通りであるが，家族が患者との死別前に予期悲嘆を経験していると，急に亡くした時よりも死別後に生じる悲嘆は緩和されると考えられている側面もあり[7]，家族ケアの現場では予期悲嘆を適切に取り扱うことが重要とされている。

　患者との死別後，多くの遺族は「生前，ああしておけばよかった」などの後悔や心残りに苛まれる[8]。家族が後悔を残さないためにも，死が近づいていることを伝え，死を迎える準備ができるのが望ましい。家族が患者との死別を意識し，医療者を含めてこれまでの闘病の過程を振り返り，最善を尽くしてきたことを確認できるとよい。そして，家族が今後起こりうることに向けて心の準備を進め，その時の状況のなかでできる精一杯のことに取り組むことは，心残りの軽減につながっていくことであろう。

　しかし，状況を受け入れていくことが困難な家族に対して，心の準備を進めていくようにと，一律に受容を促していくアプローチは家族に過度な負担を与える可能性がある。逆に死別が現実化する前に，遺される家族が患者に対して時期尚早の情緒的な離脱をしてしまい，患者と家族の距離が離れていってしまうことも起こりうる。このように死別前の悲嘆にどのように対応するのが有効かについては明らかにされていな

い。

　ただし，家族が患者の希望に応えられるように，最期の療養場所を含めた療養方法や，会っておきたい人などの患者の意向の確認を促すことや，家族が知っておくべき死期が近づいている時の症状のサインや対処法などの実用的な情報を提供していくことは，医療者からの重要な家族支援になると考えられる。

4　死別後に向けて

　大切な人を亡くした遺族に対して，悲嘆についての情報や地域のサポート資源についての情報を提供すること，電話や手紙によりお悔やみの言葉を送ること，追悼会などを開催することは，遺族の支えになる場合が多い。多くの人は自然に悲嘆から回復するが，新しい生活に適応していくなかでも，誕生日や結婚記念日，命日などの記念日はつらいと感じる遺族もいる[9]。このような記念日反応に対して，適宜，家族に情報提供，心理教育を行っていく。また，死別後，悲嘆や精神的苦痛が遷延あるいは複雑化するリスクを死別前から慎重に評価して，家族を支援することも必要である。リスクが高い場合には，問題が生じた時の相談場所を伝えるとともに，可能であれば必要に応じて相談にきてもよいことを伝える。リスクの評価方法については，Ⅲ章-2「メンタルヘルスの専門家に紹介すべきハイリスク群の特徴」を参考にされたい。

（加藤雅志，竹内恵美）

■文　献

1) Kershaw TS, Mood DW, Newth G, et al. Longitudinal analysis of a model to predict quality of life in prostate cancer patients and their spouses. Ann Behav Med 2008; 36: 117-28
2) 塩崎麻里子，中里和弘．遺族の後悔と精神的健康の関連: 行ったことに対する後悔と行わなかったことに対する後悔．社会心理学研究 2010; 25: 211-20
3) Morris SE, Sannes TS. Bereavement care for family caregivers of neuro-oncology patients. Ann Palliat Med 2021; 10: 953-63
4) Gippsland Region Palliative Care Consotium. Palliative Care Resources Clinical Practice Group（CPG）Guidelines
http://www.grpcc.com.au/health-professionals/resources/palliative-care-resources/（2021 年 6 月 15 日閲覧）
5) Snaman JM, Kaye EC, Torres C, et al. Helping parents live with the hole in their heart: the role of health care providers and institutions in the bereaved parents' grief journeys. Cancer 2016; 122: 2757-65
6) Keefe FJ, Ahles TA, Porter LS, et al. The self-efficacy of family caregivers for helping cancer patients manage pain at end-of-life. Pain 2003; 103: 157-62
7) Fulton R. Anticipatory mourning: a critique of the concept. Mortality 2003; 8: 342-51
8) 中野貞彦．悲嘆のあるがままの姿に豊かな内容「今いちばん心にあること」のアンケートから．ホスピスケアと在宅ケア 2015; 23: 336-49
9) British Columbia. BCGuidelines.ca: Palliative Care for the Patient with Incurable Cancer or Advanced Disease—Part 1: Approach to Care
https://www2.gov.bc.ca/gov/content/health/practitioner-professional-resources/bc-guidelines/palliative-care-approach（2020 年 8 月 24 日閲覧）

コラム③

遺族ケアにつながる患者や家族へのケアとは

Ⅱ章　悲嘆と家族・遺族のケア

　私は，がんで家族を亡くした人のためのサポートグループを1999年より月2回の頻度で実施してきました。参加者は「同じ境遇にある人たちの素直な感情に触れることができ，共感できる」「みんな苦しみ，厳しい闘病生活を送ってきた。私たち夫婦だけではなかったことを感じた」など，サポートグループのなかで安心してさまざまな感情を解放していくことで，大切な人がいなくなった現実に適応し，悲しみや悔いをもちながらも生きていくことができる力を取り戻していきます。

　このような遺族ケアを始めたいと思ったら，まずは遺族が集まれる場を提供することを目的として，頻度は自分たちにとって無理のないところから始めればよいと思います。とはいっても，直接遺族ケアを行える施設はまだ限られているのではないでしょうか。そうした場合は，遺族ケアを行っているところを紹介したり，悲嘆からの回復プロセスのリーフレットを提供したりすることも情報的サポートになるでしょう。

　でも，実はもっと身近なところでも遺族ケアはできます。それは生前のケアです。

　私たちのグループでは，大切な人がこの世からいなくなってしまった悲しみや生活の変化など，現在の悲嘆が語られる一方で，看病していた頃の思いが語られます。患者のある姿やある場面が脳裏に焼き付き，遺族を苦しめていることがあります。「医療者にとってはたくさんの看取りのなかの一つに過ぎないとしても，家族にとってはかけがえのない人の看取り。やり直しはできないんです」。この遺族の言葉を，日々看取りに関わっている私たちは決して忘れてはいけないでしょう。「病院を出る時，たくさんの人が見送りに来てくれて。こんなに多くの人から夫は大切にされていたのだと嬉しかった」。この言葉からは，病院から帰っていく姿を見届けるまでが私たちの務めであることを教えられます。このように遺族の語りは，遺族ケアにつながる患者や家族へのグリーフケアのヒントを与えてくれます。

　20年間の遺族のサポートグループ（計410回）における参加者154名のグループ・プロセスの記録とスタッフによる振り返りの記録，参加者の感想文，故人への手紙のなかから，看病していた頃の思いに関する記述を抽出して分析した結果，以下のようなことがみえてきました。

・告知の仕方など医療者の言動で傷ついた体験，つらかったエピソードは，いつまでも残る。
・みてもらっている立場のために，医療者に遠慮して，医学用語で説明されてわからなくても聞けないことがある。
・見舞いに行った時に，その日の様子などを教えてもらえるだけでも，家族は安心できる。
・医療者は説明したつもりでも，家族には誤解されていることがある。例えば，病状悪化

で飲食を制限していたことを，「飲ませてもらえなかった」と捉え，遺族になっても故人を苦しめたこととして残っていることがある。

・「男だから何もしてやれなくて。病院に行ってもただ座っているだけ。だけど，看護師さんが顔と手を拭いてあげてくださいって，タオルを渡してくれた。そしたら，妻が気持ちよさそうな顔をしてくれた。嬉しかった」など，患者へのケアの経験は悲嘆のなかにある遺族を支える。

・「看護師さんがドアを閉めますって言うんで，始まったんだなって」など，他の患者の出棺に家族はもちろん気づいていて，自分たちの番がいつかやってくる苦悩を感じている。

・「家に帰してあげられなかった」「もっと話をすればよかった」「看取ることができなかった」など，遺族はたくさんの後悔を背負っている。

・自分の気持ちに直面しないことで，なんとか自分を保っている家族もいる。

・「人がたくさんいて手を握ることができなかった」など，看取りの時に思うようにできなかったことは悔いとして残る。

・「顔を見た瞬間，穏やかで。苦しまなかったって聞いて，ああ，よかったって」など，看取れなくても，苦しまないで逝けたと思えることで楽になれる。

・頭では理解できても，家族の心情としては「こんなに早く逝ってしまうとは思っていなかった」という気持ちになる。

・「覚悟していても悲しい」という言葉のように，死別前の予期悲嘆を経験しているから死別後の悲嘆が軽減されるというものではない。

　最期は苦しまずに逝けた，安らかな表情になったと思えることは，悔いを背負っている遺族の重荷を軽くすることができます。けれども，遺族の悲嘆に影響を与えるものは他にもたくさんあります。たとえ，感謝の気持ちを述べて病院を後にしたとしても，生前の闘病中の思い出や後悔，傷つきなどの感情は消えることはありません。病院に足を踏み入れた時からの医療者の関わりが，その先もずっと患者や家族に影響を及ぼすことを知り，関わっていくことが大切です。一方，死が近づきつつあるなかでも大切にケアされた体験は，悲嘆のなかにあっても温かい思い出として，その後の遺族を支えます。

　そのような家族の心情を理解し，診断から臨終・お見送りというすべてのプロセスのなかで，心情に寄り添った関わりを心がけなければなりません。どの時点で患者・家族に関わるにしろ，私たちと出会うまでにさまざまな経験をして限られたサポートのなかでここまで生き抜いてきた人たちを尊敬し，誠実に関わることが大切です。そうすることで，たとえ遺族ケアを直接できなくても，患者への誠実なケアが家族ケアになり，誠実な家族ケアが遺族ケアにつながります。

（広瀬寛子）

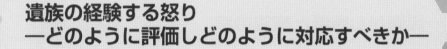

コラム④ 遺族の経験する怒り ―どのように評価しどのように対応すべきか―

　怒りは人にとって普遍的な感情です。多くの場合，怒りは，おとしめられた，不当だ，無念だという思いから出てくる感情です。また不安・焦燥感の延長として出現してくることもあります。心理学者のポール・エクマンによると，怒りは，恐れ，喜び，悲しみ，驚き，嫌悪と合わせて基本感情の一つとされています。実際に，私たちも日常的に怒りを感じ，時には怒りのコントロールに苦悩することもまれではありません。医療現場では，深刻な疾患やつらい治療に起因して，患者，家族の怒りが観察されることも多くあります。

　怒りを理解するうえでもう1つ知っておきたいヒトの心理現象に，心理的防衛機制としての「置き換え」があります。心理的防衛機制は，精神の安定を保つための無意識的な機能であり，これも人間にとっての普遍的な心理機制です。「置き換え」とは，自身の経験している強い怒り（不安・いらだちの延長としての怒りも含めて）を他者に向ける機制のことです。つまり，自身が何らかの原因で何かに対して（例：つらい治療を続けているにもかかわらず進行していくがん等）強い怒りを感じている際に，それを無意識に他人に対して向けてくることがあります。そしてその対象になりやすいのが医療者です。

　これを遺族という立場から考えてみたいと思います。遺族とは大切な家族を病気などで失った当事者です。例えば，患者の病気の治療やケアの過程で納得がいかない状態で死を迎えた場合や患者に対するケアが不十分だと感じた場合，なかでも一人の人として十分に尊重されてこなかったと感じている遺族は，その無念さを怒りという形で目の前の医療者に向けることもあります。

　怒りを向けられた医療者に求められるのは，このような遺族の背景を理解したうえで，まずはしっかりと耳を傾ける努力をすることです。怒りの文脈のなかで，なぜ，どうして，といった質問を投げかけられることもまれではありませんが，安易な回答は遺族にとっては言い訳に聞こえてしまうことも多く，避けたほうがよいことが多いかと思います。もちろんこちらに至らない点があった場合は，率直に謝罪することも重要です。また，正常な感情としての怒りであれば，医療者の誠実な対応で徐々に和らいでいくことが多いことも知っておきたいことの一つです。しかし，長期にわたり強い怒りを向けられ続ける場合には，背景に治療が望まれるレベルの精神心理的苦痛を遺族が経験していることもあるので，精神科医，心療内科医，臨床心理士/公認心理師などの心の専門家に相談することも望まれます。

（明智龍男）

Ⅱ章　悲嘆と家族・遺族のケア

44

 コラム ❺

膵臓がん患者と家族の声

協力：パンキャンジャパン

1　開けてはいけない私のなかの箱

　私が遺族になったのは今から4年前になります。主人が膵臓がんと診断された日を今も忘れられません。その日から生活に色が無くなりました。嵐の海のなかにただ一人，波にのまれながら溺れそうに漂っている状態になったことを忘れられません。今もあの時の記憶は，すべてがグレーです。その後は，主人の身体の衰えが速すぎて，私の気持ちはついていくことができませんでした。主治医や看護師が，先のことを見据えて説明する内容は，いつもその時の私の気持ちを取り残すものでした。

　そのような状況のなか，診断から4カ月後に主人は逝ってしまいました。ある日突然，3人の家族が2人になってしまいました。とにかく14歳の娘を育てること，普段の生活に戻ることで精一杯でした。元の生活に戻ることはあり得ないことなのに，元の生活に戻りたくて仕方がありませんでした。そのため，主人の会社の人たちのことを知ると，「なぜ今まで一緒に働いた人が一人いなくなったのに，平気で普通の生活が送れるの」と勝手に怒ったり，落ち込んだりしていました。「人が一人この世の中からいなくなったのに，日常生活は何事もなく過ぎていっている。主人の生涯は何だったのだろうか」と考え，通勤のバスの中で，訳も分からず涙がこぼれている，そんな毎日でした。それでも，いつか元の生活になる，主人が帰ってくる日が来ると思い過ごしていました。とりあえず，食事をして眠って，仕事をして，その繰り返しの日々でした。

　私のなかには，開けられない箱が4年経った今でも存在しています。この箱を開けると，今でもあの時と同じ気持ち・想いが出てきて日常生活が送れなくなりそうです。遺族は，誰もがとは言いませんが，きっと開けてはいけない箱をかかえて生活しているのだと思います。

（沖縄県　島袋百代）

2　ただただ戸惑いと長引く後悔と

　私の母は15年前に膵臓がんで亡くなりました。診断がついてから亡くなるまでは4カ月ほどでしたので，がんと闘った期間は非常に短かったのですが，それに比べて家族が膵臓がんの深刻さを理解するまでに多くの時間を要しました。胃や肺，大腸などの"有名な"臓器に比べ，膵臓という地味な臓器にできたがんが，数あるがんのなかで最も予後が悪いがんの一つであるということは父にも私や弟たちにとっても初耳でした。

　現在でも膵臓がんと診断された時点で，患者の7〜8割は既に手術による切除不能と判断されるといいますが，高齢の母には手術はおろか薬物療法も無理というのが主治医の結

論でした。80歳を超えていた母は認知症も進行しており，体調不良を自覚して不機嫌になることはあっても，自身の状態を正しく理解することは不可能でした。

　展開の目まぐるしさに呆然とするばかりの闘病が終わると，家族のなかには沈黙の時間がやってきました。仕事に忙しい息子たちの代わりに入院中の母を毎日見舞っていた父は，母の様子の多くを口にすることなく，ほどなくして別の病気で逝きました。

　この世に残った子供たちで母の闘病について語り合えるようになったのはつい最近のことです。「糖尿病と診断された時点でがんに気づけたのではないか」「薬物療法ができる病院を探すことはできなかったか」「父に負担をかけすぎたのでないか」と後悔の言葉ばかりが口をつきます。呆然の状態は今も遺された私たち兄弟の気持ちのなかで続いています。

（千葉県 小崎丈太郎）

Ⅱ章　悲嘆と家族・遺族のケア

3 母が私に残していったもの

　私の母は2017年に膵臓がんと診断され，その年に亡くなりました。乳がん，胃がんなど4つのがんを経験し，それ以外にもさまざまな病気を経験した，まさに"病気と共に歩んだ一生"だったのですが，病気に甘んじず生活は大変きちんと几帳面に生きた人生でした。次々とやってくる病気に負けないように，母は常に何かに挑戦していました。自分にも子供にも大変厳しく，簡単に物事を許すことはなく，今では笑い話ですが，昔は母に世の中で最も厳しく恐ろしいという印象をもっていたように思います。

　2017年のお正月，「背中が痛いの」という言葉がきっかけで検査入院することになり，4月に膵臓がんがわかりました。ステージ4，肝臓に無数に転移している状態でした。強さの反面，弱さも併せもっていたため，がんの告知の際，母には余命を伝えないように先生にお願いしました。

　余命を伝えないことは良い面とそうでない面がありました。「お母さんは，贅沢は言わないから，あと1〜2年生きれば十分なの」──本人は病気のハードルはもっと先だと信じ，日々を賢明に生きてくれました。転機は闘病中に起こした脳梗塞で，最後の2カ月はベッドから動けなくなりました。脳梗塞で滑舌がはっきりしなくなり，言葉での意思疎通も難しくなっていきました。自分の余命があと少しだとわかるようになった母は連日，夜中にベッドの上で1人考えこむようになり，それは，見守る者にとってもとてもつらい時間でした。誰かに話したくても話せない日々が最期の日まで続きました。

　2017年10月，告知から6カ月後に旅立ちました。3年が経った今思うのは，あの時「余命を伝えなかったのは良かったのか」「もっと本人にとって良い方法があったのではないか」ということです。それと同時に，母からは病気の期間，家族へ愛情あふれる本音も聞くことができました。こうしたことを思い出し，一方で癒されたり，振り返ったりしている毎日です。

（東京都 古谷佐和子）

4　死刑宣告を受けた妹家族を支えた 1 年半

　私の妹が膵臓がんと告知されたのは 2004 年の夏でした。鎖骨の上にできた「しこり」が心配だった妹は検査してもらい，膵臓がんとわかりました。手術はできず，当時膵臓がんの治療薬は 1 剤しかなく，余命 3 カ月といわれていました。

　妹が入った病院では，周りの患者が次々と亡くなっていく状況が続いて，妹家族はいつ妹の死刑執行の日がくるのかと心配の毎日を過ごしていました。妹は病棟で自分だけが生き残っている罪悪感に悩まされていました。そんな妹を見た医療者の驚きの顔も不安材料でした。

　中学生の甥っ子は，母親がいなくなることを恐れて不登校になり，母親と一緒にいることが多くなりました。そして，とうとう緩和ケアのある病院へ転院する日がきて，数日後に妹は亡くなりました。膵臓がんの影響は強く，甥っ子は学校生活に戻ることが難しく，妹のご主人も病院のそばに近づくこともできず，また妹と一緒に働いていた職場に戻るのはつらいと転職しました。

　転移性膵臓がんのように，事実上の死刑宣告と同じような予後（5 年生存率 4%）の世界に突然放り込まれた妹家族の場合，心配，不安，苦しみなどについて，周りから温かくサポートしてくれるような，多職種のチームによるケアが必要だと強く感じました。また，患者を見送った遺族が社会復帰できるよう，遺族になる前からしっかりと支えてくれるケア，相談ができるところがあればよかったと思います。

（千葉県　眞島喜幸）

Ⅲ章
精神心理的苦痛が強い
遺族への治療的介入

■ はじめに ■

─精神心理的苦痛の強い遺族の診断，治療に関する現在の問題点─

　本章では，主として心理士や精神科医，心療内科医など，臨床的に積極的な介入が望まれる遺族に対してケアや治療を提供する専門職を念頭に記載している。具体的には精神心理的苦痛が強い遺族への治療的介入について扱うが，現時点においても強い悲嘆やそれに対する治療に関して複数の問題点と限界が存在するため，概説しておきたい。

　第一点目に本章を読み進めていくと理解していただけると思うが，診断基準自体が混乱している現状に関する問題点である。つまり，通常ではない悲嘆に対して，現在の医学界の考え方自体が収斂されておらず，診断基準自体も異なっているのである。より具体的には従来，複雑性悲嘆と呼称されていた状態を，そもそも独立した疾患単位として取り上げるべきなのか，取り上げるとしたら，診断基準に含めるべき症状や持続期間はどういったものが適切なのかといった基本的な点に合意がされていないのである。実際，米国精神医学会（DSM）とWHO（ICD）が作成している各診断基準で，これらの点に差異が認められる。現時点では，どちらが正しいともいえないため，本ガイドライン上も，この矛盾を前提とした記載しかできていない。また，死別反応の際に強いうつ状態を呈した場合の扱いに関して，DSM-Ⅳで死別反応とされていたものが，DSM-5 では削除されたことは記憶に新しい。しかし，これについても多くの反論があり，議論は現在も続いている。

　第二点目として，診断基準が明確に定まっていないこととも深く関係するが，精神心理的苦痛が強い遺族に対して，エビデンスが確立した，いわゆる標準的な治療法が存在しない点が挙げられる。上記の診断概念の混乱もあいまって，治療に関する適切な臨床研究が十分に進んでいない。したがって，本ガイドラインにおいても，現時点では限られた知見をシステマティックレビューによりまとめた状態に留まっている点に留意していただきたい。今後の研究の必要性については，ガイドラインの別項にもまとめてあるので参照していただきたい。

　第三点目として，特に薬物療法の適応になりにくい複雑性悲嘆の治療における医療環境の乏しさに関する問題点である。複雑性悲嘆の治療に対しては十分にトレーニングされた専門的な精神保健の専門家が治療，ケアにあたることが望まれるが，現時点ではそういった医療機関や人材は極めて乏しく，確立された教育システムも構築されていない。これら医療環境の整備や人材育成に関しては，本ガイドラインの役割を超える内容であるため，特に言及していないが，潜在的なニーズの大きさを考慮すると極めて重要な課題である。

（明智龍男）

1 診断と評価

死別は，精神障害の発症または悪化を引き起こす主要なストレス要因の一つである[1]。多くの遺族が通常の悲嘆反応を示し，臨床的介入を必要としないが，少数の遺族はうつ病，適応障害，複雑性悲嘆（complicated grief）などが生じ，強い精神心理的苦痛や機能障害を引き起こす[2]。

複雑性悲嘆とは，死別の急性期にみられる強い悲嘆反応が長期的に持続し，社会生活や精神健康など，重要な機能の障害をきたしている状態と定義される[3]。複雑性悲嘆をかかえる個人は，健康状態に悪影響を与える可能性が高く，自殺のリスクと，うつ病や心的外傷後ストレス障害（posttraumatic stress disorder：PTSD）などの併存する可能性のある疾患について，適切な診断および評価を行い，治療を検討する必要がある[2,4]。

複雑性悲嘆の用語や診断基準化は死別研究の専門家によって見解が異なり，実証的研究に基づいたさらなる研究が必要とされている。診断基準化に関する最大の課題は，複雑性悲嘆を正しく評価し，適切に治療する方法を確立することである[5]。複雑性悲嘆をかかえる人々が効果的な治療を受けられるようにするためには，診断評価，スクリーニングが必要不可欠であり，エビデンスに基づく指針が重要な役割を担っている。

1 診断基準化

これまで，悲嘆の研究者は実証的研究に基づいて，通常ではない悲嘆を精神障害として定義すべきであるという診断基準化の必要性を提唱し[4]，診断基準化に向けて検討が重ねられてきた。また，死別後は，抑うつ的な症状を示す人や，回避や侵入的思考などの PTSD に類似した症状や，不安障害などの徴候がみられることもあるため，複雑性悲嘆が大うつ病性障害（major depressive disorder：MDD）や PTSD，適応障害などの他の精神疾患と異なるものかどうかの議論が行われてきた[6]。現在，複雑性悲嘆の特徴として，6 カ月以上の期間を経ても強度に症状が継続していること，故人への強い思慕やとらわれなど，複雑性悲嘆特有の症状が非常に苦痛で圧倒されるほど極度に激しいこと，それらにより日常生活に支障をきたしていること，の 3 点が重要視されている[7]。さらに，複雑性悲嘆と他の精神疾患は本質的には異なるものと考えられており，複雑性悲嘆は，MDD や PTSD，適応障害とは独立した疾患概念として診断基準化の検討が加えられてきた。

以下に，米国精神医学会（American Psychiatric Association：APA）が定める精神疾患の診断・統計マニュアル（Diagnostic and Statistical Manual of Mental Disorders：DSM）

と世界保健機関（World Health Organization：WHO）が定める国際疾病分類（International Statistical Classification of Diseases and Related Health Problems：ICD）における複雑性悲嘆の診断基準化の変遷を示す。

1）DSM（精神疾患の診断・統計マニュアル：APA）

DSM-Ⅲ（1980）では，死別後の悲嘆に関する病態は，精神疾患のカテゴリーには含まれず，「単純な死別反応（uncomplicated bereavement）」として，「精神障害には起因しないが医学的関与または治療の対象となる状態のためのⅤコード」のなかに位置づけられた[8]。さらに，DSM-Ⅲ-R（1987）では，「単純な死別反応」のカテゴリーに，「喪失に対する反応は，直ちに起こるとは限らないが，2，3カ月後に起こることはまれである。“正常”な死別反応の持続期間は，異なった文化圏の間でかなりの差がある」ことが明記された[9]。

DSM-Ⅳ（1994）では，コード名から「単純な」という用語が省かれ，「死別反応（bereavement）」として，「臨床的関与の対象となることのある他の状態」のなかに位置づけられた[10]。「死別反応」のカテゴリーでは，「大うつ病性障害の診断は，喪失後2カ月経ってもまだ症状が存在しなければ下されない」と明記された。また，大うつ病エピソードの診断基準では，「死別反応の除外」基準が設定され，この基準によって，死別から2カ月未満の人は，自殺念慮など特別な症状がない限り，大うつ病性エピソードの診断は下されることはなかった。DSM-Ⅳ-TR（2000）では，DSM-Ⅳと同様に，大うつ病性エピソードの診断基準において「死別反応の除外」基準が明記され，死別反応と大うつ病エピソードの鑑別に焦点が当てられている[11]。

DSM-5（2013）では，大うつ病性エピソードの診断における「死別反応の除外」基準が削除された[12]。その理由の1つ目は，死別反応は典型的には2カ月以内しか持続しないという誤った解釈を除くことである[13]。2つ目は，脆弱な個人において死別は大うつ病エピソードを引き起こしうる心理社会的ストレス因であり，多くの場合死別直後に始まると認識されたことである[13]。3つ目は，死別に関連するうつと死別に関連しないうつが，さまざまな共通点をもっていることである[14]。「死別反応の除外」基準を削除することで，大うつ病性エピソードが見落とされることを防ぎ，うつ病の早期治療など，適切な治療を受けられる機会を提供することができる。また，悲嘆に関する大きな変更として，死別に伴う重度かつ持続的な悲嘆反応によって特徴づけられる「持続性複雑死別障害（persistent complex bereavement disorder：PCBD）」[*]という新たな疾患概念が提案された。PCBDは，「心的外傷およびストレス因関連障害群」のカテゴリーのなかに位置づけられた。DSM-5における診断基準の確定にあたっては，根拠となるデータが不十分であり，公式な精神疾患の診断基準としての採用は見送られたが，セクションⅢでの「今後の研究のための病態」において診断基準案が提示された（**表1**）。診断基準案は，A基準（親しい他者の死），B基準（分離の苦痛：故人への持続的な思慕/あこがれ，死に反応した深い悲しみと情動的苦痛，故人へのとらわ

表 1　持続性複雑死別障害（PCBD）基準（DSM-5，2013）

A．親しい関係にあった人の死を経験
B．その死以来，以下の症状のうち少なくとも1つが，そうである日の方が，ない日より多く，臨床的に意味のある程度，残されたのが成人の場合は少なくとも12カ月，子どもの場合は少なくとも6カ月続いている。 ①故人への持続的な思慕/あこがれ。年少の子どもでは，思慕は，養育者や他の愛着をもつ人から離れまた再会するような行動を含む，遊びや行動として現れるかもしれない ②死に反応した深い悲しみと情動的苦痛 ③故人へのとらわれ ④その死の状況へのとらわれ。子どもでは，故人へのこの傾倒は遊びや行動の主題を通して表されるかもしれず，身近な人達の死の可能性へのとらわれに及ぶかもしれない
C．その死以来，以下の症状のうち少なくとも6つが，そうである日の方が，ない日より多く，臨床的に意味のある程度，残されたのが成人の場合は少なくとも12カ月，子どもの場合は少なくとも6カ月続いている **死に反応した苦痛** ①死を受け入れることの著しい困難。子どもでは，これは死の意味と永遠を理解する能力に左右される ②喪失を信じようとしない，または情動的な麻痺を経験 ③故人を肯定的に追憶することの困難 ④喪失に関連した苦しみまたは怒り ⑤故人や死に関して，自分自身に対して不適応な評価をすること（例：自己非難） ⑥喪失を思い出させるものからの過剰な回避（例：故人に関連した人，場所，状況の回避；子どもでは，故人について考えることや感じることの回避も含むかもしれない） **社会性/同一性の混乱** ⑦故人と一緒にいたいために死にたいと願うこと ⑧死以来，他人を信用できない ⑨死以来，孤独である，または他人から切り離されていると感じる ⑩故人なしでは人生は無意味で空虚と感じるか，故人なしでは機能することができないと信じる ⑪人生における自分の役割に対する錯乱，または自己の同一性が薄まる感覚（例：自分の一部分が故人とともに死んだと感じる） ⑫喪失以来，興味を追及したり，将来の計画を立てたりすることが困難である。または気が進まない（例：交友関係，活動）
D．その障害は，臨床的に意味のある苦痛，または社会的，職業的，または他の重要な領域における機能の障害を引き起こしている
E．その死別反応は，文化，宗教，年齢相応の標準に比して不釣り合いである，または矛盾している

〔日本精神神経学会 日本語版用語 監修，高橋三郎，大野裕 監訳. DSM-5 精神疾患の診断・統計マニュアル. 医学書院，2014：pp781-2 より作成〕

Ⅲ章

精神心理的苦痛が強い遺族への治療的介入

れ，死の状況へのとらわれ），C 基準（死に反応した苦痛，社会性/同一性の混乱），D 基準（臨床的に意味のある苦痛，機能障害），E 基準（文化・宗教・年齢相応の標準を超えている）の症状によって構成される。B〜E 基準の症状が死別から 12 カ月以上持続することで PCBD と診断される。なお，2022 年 3 月に出版された DSM-5-TR においては PCBD が削除され，prolonged grief disorder が独立した診断として採用された（P119参照）。

2）ICD（国際疾病分類：WHO）

ICD-10（1992）では，「F43.2 適応障害」のなかで，「当の個人の属する文化にふさわしい程度の，そして通常 6 カ月を超えない期間の正常な死別反応」は，「健康状態および保健サービスの利用に影響を及ぼす要因」（Z コード）として記録すべきであるとされた[15]。死別反応は，正常な反応として疾患や障害とはみなされずに，「Z63.4 家族

の失踪あるいは死」に位置づけられた。そして，「いかなる持続期間の悲嘆反応であっても，その形式や内容から異常と考えられる」場合や，「6カ月以上経過しても依然強度で持続している」場合は，適応障害に分類された。

ICD-11（2019）では，長期にわたる悲嘆障害として，遷延性悲嘆症（prolonged grief disorder：PGD）が提案された[16-18]。PGD は，PTSD や適応障害と並び，「ストレス関連障害」カテゴリーのなかの一疾患として位置づけられた。PGD の診断基準は，A 基準（親しい他者の死），B 基準（分離の苦痛），C 基準（認知，情動，行動における症状：①悲しみ，②自責の念，③怒り，④亡くなった事実を否認する，⑤自己あるいは他者への非難，⑥死別の事実を受け入れることの困難，⑦自分の一部を失ってしまった感覚，⑧明るい気分になることができない，⑨感覚の麻痺，⑩社会活動参加の困難），D 基準（期間：分離の苦痛が 6 カ月以上の期間持続），E 基準（社会生活の障害）である。

3) DSM-5 と ICD-11 の診断基準の相違

複雑性悲嘆，PCBD，PGD の診断基準は，故人への持続的なとらわれや思慕，感情的な痛み（罪悪感，怒り，拒否，死の受け入れ難さ，自己の一部分を失った感情）など，いずれも分離苦痛を中核症状としている[19]。ただし，これらの診断基準の最も重要な違いは症状の持続期間である。PCBD の診断基準では，複雑性悲嘆や PGD の 6 カ月と比較して，少なくとも 12 カ月を超える持続的な症状を条件としている。しかし，6 カ月時点での診断がその後の不良な予後を予測することから，死別後 6 カ月での診断が提唱されており[20]，12 カ月とする根拠がないという指摘がある[21]。用語と症状の持続期間の相違は，中核症状の生物学的根拠の不十分さから生じていることから，診断基準についてコンセンサスに達するには，生物学的根拠を含む将来の研究が必要とされている[19]。

2 診断基準化の必要性と懸念

複雑性悲嘆は慢性化し，治療せずに放置すると苦痛が続く傾向がある。複雑性悲嘆の診断基準化は，適切な診断を制度化し，患者が適切に治療を受けられることを可能にする[5]。診断基準化するメリットとして，治療の充実や保険や補償の拡大が挙げられる[22]。日本では，精神疾患と診断されない限り，医療保険の適用となる精神的な問題として認められない。複雑性悲嘆が PTSD のような精神疾患の一つとして含まれていれば，患者の治療費の負担は軽減されることになる[19]。また，複雑性悲嘆と診断されることで，遺族にスティグマを与える可能性が示唆されているが[23]，このスティグマに関しては，複雑性悲嘆と診断された海外での遺族の意識調査の結果，回答者の90％以上が複雑性悲嘆という疾患名があり，治療可能であることを知って安心したという報告がある[24]。治療が死別関連の苦痛の重症度を軽減するのに効果的である場合，複雑性悲嘆の特定は，スティグマを減らす可能性がある[24]。

一方，診断基準化に対する懸念として，通常の悲嘆と通常ではない悲嘆の境界があ

いまいであり，正常の悲嘆反応が精神病理の領域に入れられてしまうという危険性がある[23]。DSM-5（2013）では，MDD の注釈に，過剰診断しないように，重大な喪失（親しい者との死別など）に対する正常の反応に加えて，抑うつエピソードの存在も入念に検討すべきであることや，悲嘆と抑うつエピソードを鑑別する点が補足説明された[12]。

　　臨床医は，通常の悲嘆反応と複雑性悲嘆との相違や，他の精神疾患との併存や相違を見極めて，適切な診断・治療を提供する必要がある。

3　有病率

　　複雑性悲嘆は，世界中の人口の約 2〜3％に影響を及ぼす[3]。日本では，一般人口における死別後 10 年以内の複雑性悲嘆の有病率は 2.4％である[25]。また，ホスピス・緩和ケア病棟で患者を亡くした遺族の複雑性悲嘆の有病率は 2.3％であった[26]。最近のメタアナリシス研究では，一般人口における PGD の罹患率は，死別後 6 カ月から 10 年以内の者で，9.8％と報告されている[27]。

　　複雑性悲嘆と評定された患者の他の精神疾患の生涯有病率は 84.5％であり，最も一般的な併存症はうつ病（71.8％）である[28]。

4　他の精神疾患との併存と相違

1）抑うつや PTSD との併存

　　複雑性悲嘆と評定された遺族（死別後平均 2.4 年）に対し，Inventory of Complicated Grief（ICG）や Impact of Event Scale（IES）などの尺度を用いて，悲嘆や PTSD，抑うつ，不安，睡眠などの調査を行った結果，25％は DSM-Ⅳの Ⅰ 軸のどの精神疾患にも該当しなかったが，一方で，MDD の併存は 55％，PTSD の併存は 49％，MDD と PTSD の両方の併存が 36％にみられた（図1）[28]。

　　複雑性悲嘆は，MDD や PTSD と合併することもあるため，介入の際には各々の疾患の症候の違いを念頭において評価し，介入や治療のあり方を検討することが重要となる。例えば，明らかに MDD がある場合は，MDD の治療ガイドラインに沿うこと[29]や，うつ病の症状がない場合に，臨床医は複雑性悲嘆もないと想定してはならないことが示唆されている[30]。

2）抑うつや PTSD との相違

　　複雑性悲嘆は，深刻な分離苦痛が続くこと，および悲嘆プロセスを複雑にする喪失に関連した思考，感情または行動の機能不全が特徴である[5]。複雑性悲嘆は，その主要な症状と治療への反応の両方で，通常の適応的な悲嘆や MDD，PTSD と区別できる[19]。以下，複雑性悲嘆と MDD，PTSD との症状による鑑別ポイントを示す[3,19]。

・思慕：複雑性悲嘆では中核症状であるが，MDD，PTSD では通常存在しない。
・とらわれ：複雑性悲嘆の中核症状であり，故人に関する思考と記憶が焦点である。

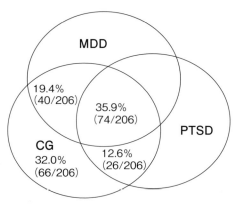

図1　複雑性悲嘆（CG），大うつ病性障害（MDD），心
的外傷後ストレス障害（PTSD）の併存と相違

〔Simon NM, et al. The prevalence and correlates of psychiatric
comorbidity in individuals with complicated grief. Compr Psychia-
try 2007; 48: 395-9 より引用〕

MDD，PTSD でも存在する可能性があるが，MDD では否定的な考えが焦点であり，
PTSD では心的外傷的な出来事に関連した否定的で誇張され歪んだ考えにとらわれ
る。
・侵入的想起と回避：複雑性悲嘆，PTSD でみられるが，複雑性悲嘆は故人に関する
　内容に限定されるのに対して，PTSD では出来事に関連している。PTSD ではトラウ
　マを思い出させるものを恐れ，出来事に関連した状況や記憶に近づくことはない。
・反芻：複雑性悲嘆では一般的であり，死の状況に関連した怒りや後悔，または罪悪
　感に焦点が当てられている。故人と密接に結びついていることが幸福であるという
　信念のために，他の人と疎遠になることがある。一方，PTSD では，恐怖の記憶に
　関連している。
・自殺念慮：複雑性悲嘆では故人と再会したいという願望に関連づけられるが，うつ
　病では，通常生きる価値がないという考えや耐え難い状況に終止符を打ちたいとい
　う願望などと関連している[31]。
　複雑性悲嘆と MDD では，悲しみ，罪悪感，自殺念慮，興味の喪失，社会的孤立な
ど共通する症状がみられる。MDD ではこれらが生活全般でみられる一方，複雑性悲
嘆では故人に関連したことで引き起こされる[19]。鑑別診断では，複雑性悲嘆と抑うつ
症状の発症時期や喪失との関連，気分障害または双極性障害の既往の有無などに留意
することが重要である[28]。

5　評価とスクリーニング

1）評　価

　先に述べたように，多くの遺族は通常の悲嘆の経過をたどり，臨床的介入を必要と
しないが，複雑な悲嘆が生じ，喪失に関連する苦痛や機能障害を引き起こす場合や，

遷延した抑うつ状態により生活に支障をきたす場合がある。遺族にとって負担となる抑うつや複雑性悲嘆などを，いつどのように評価すればよいだろうか。英国，オーストラリアのガイドラインによると，終末期ケアにおいて医療者は家族のサポートも行い，患者が亡くなる前の家族の状態を評価することが推奨されている[32,33]。また，亡くなった3〜12週後に遺族へ手紙などで連絡を取り，遺族の話を伺いニーズを把握すること，死別前の家族の状態，亡くなり方，遺族のニーズ/現状から死別ケアの計画を立てることも推奨している。

　まず家族，遺族の話を伺うことが最も重要なことであるが，そのなかで抑うつや複雑な悲嘆，PTSDについて評価するには，診断基準や評価尺度を用いる方法が考えられる。診断基準については前述した。次にわが国でも使用可能な評価尺度について概説する。

2）評価尺度

（1）抑うつ

　抑うつの評価尺度は様々あるが，Beck Depression Inventory（BDI）短縮版では遺族（255名，女性のみ）を対象とし評価尺度の妥当性/信頼性が確認されている[34]。死別後の遺族に対する抑うつの評価には，BDIの他，Center for Epidemiologic Studies Depression Scale（CES-D）などが用いられている[35]。配偶者を亡くした遺族のうつ病の有病率に関するシステマティックレビューによると，死別からの時間経過におけるうつ病の有病率は，1カ月以内に最も高く38.2%，1カ月〜3カ月後では25.0%，3カ月〜6カ月後では23.1%，6カ月〜12カ月後では19.4%，12カ月〜18カ月後では11.1%，18カ月〜24カ月後では15.2%，24カ月〜60カ月後では最も低く10.5%であった[36]。配偶者の喪失後，時間の経過とともに有病率は低下するが，一般的な地域社会でのうつ病の有病率と比較して，うつ病の有病率は高いため，初期のリスクグループの特定とうつ病の症状の個々の経過に焦点を当てる必要があると指摘されている。

　BDI，CES-Dの他，日本語版の妥当性/信頼性とも確認されている自記式の抑うつの評価尺度について**表2**[35,37-43]に示す。

（2）悲嘆，複雑性悲嘆（表3）

　複雑性悲嘆を測定する尺度として最も使用頻度が高いのは，1995年にPrigersonらによって開発された複雑性悲嘆質問票（Inventory of Complicated Grief：ICG）であるが（P60，資料参照），持続性複雑死別障害（DSM-5）や遷延性悲嘆症（ICD-11）で提唱されている診断基準に合致しているものではない[44,45]。その他，悲嘆を測定する伝統的な尺度としてTexas Revised Inventory of Grief（TRIG）[46,47]が使用されてきたが，通常の悲嘆を測定する尺度として扱われることもある。また，より簡便な評価尺度としては，Shearらが開発した5項目の簡易版悲嘆尺度（Brief Grief Questionnaire：BGQ）が挙げられる[48,49]。これらいずれの悲嘆，複雑性悲嘆に関する尺度も日本語版の妥当性/信頼性とも確認されている。

Ⅲ章

精神心理的苦痛が強い遺族への治療的介入

表2　抑うつの評価尺度

尺度	項目	日本語版	内容	評価
Center for Epidemiologic Studies Depression Scale（CES-D） Radloff, et al. 1977	20項目4件法（短縮版11項目3件法）	島ら．1985	過去1週間の状態について尋ねる。うつ気分，身体症状，対人関係，ポジティブ気分を測定する。地域集団中のハイリスク群を同定することに重きを置いている。	0〜60点で評価。高得点であるほど，抑うつの水準が高い。カットオフ値15/16点（短縮版は0〜22点で評価。カットオフ値8/9点）
Beck Depression Inventory-Second Edition（BDI-Ⅱ） Beck, et al. 1996	21項目4件法	Kojima et al. 2002	過去2週間の状態について尋ねる。DSM-Ⅳの診断基準に基づく，抑うつ症状の有無とその程度の指標として開発された。	カットオフ値13/14点。大うつ病と診断される患者の重症度を判別する際の基準； 0〜10点：正常範囲 11〜16点：軽いうつ状態 17〜20点：臨床的なうつ状態との境界 21〜30点：中等度のうつ状態 31〜40点：重度のうつ状態 41点以上：極度のうつ状態
Patient Health Questionnaire 9（PHQ-9） Kroenke, et al. 2001	9項目4件法	村松．2014	過去2週間の状態について尋ねる。DSM-5では，うつ病性障害の症状レベルの重症度を測定する評価尺度としてPHQ-9が推奨されている。	0〜4点：症状なし 5〜9点：軽度 10〜14点：中等度 15〜19点：中等度〜重度 20〜27点：重度の症状レベル
Kessler 6 scale（K6） Kessler, et al. 2002	6項目5件法	Furukawa et al. 2008	過去1カ月間の状態について「神経過敏に感じましたか」「絶望的だと感じましたか」など6つの質問を尋ねる。	合計得点13点以上：ハイリスク

（3）PTSD

　出来事インパクト尺度（Impact of Event Scale：IES）は，PTSDの診断基準である再体験，回避，覚醒亢進を測定する尺度で，Horowitzらによって開発された[50]。改訂出来事インパクト尺度日本語版（IES-R）は，侵入症状（8項目），回避症状（8項目），過覚醒症状（6項目）の計22項目で構成されており，過去1週間の症状の強さを5件法（0〜4点）で評価する[51]。得点が高いほどPTSD症状が強いことを示し，PTSDのハイリスク群をスクリーニングする目的では24/25をカットオフ値として用いることが推奨されている。日本語版の妥当性/信頼性とも確認されている。

表 3　悲嘆・複雑性悲嘆の評価尺度

原著	項目数	日本語版	内容	評価
Texas Revised Inventory of Grief (TRIG) Faschingbauer. 1981	26 項目 5 件法	鈴木. 1997	死別直後の悲嘆を回想的に測定する 8 項目（Part Ⅰ），現在の悲嘆を測定する 13 項目（Part Ⅱ），故人との続柄，親密度，死別からの経過期間などを尋ねる 5 項目から構成される。 日本語版は，配偶者を亡くした遺族を対象に妥当性/信頼性が確認されている。	死別直後と現在の悲嘆を評価する。 通常の悲嘆を測定する尺度として扱われることもある。
Inventory of Complicated Grief (ICG) 複雑性悲嘆質問票 Prigerson, et al. 1995	19 項目 5 件法	中島ら. 2010	死別後 6 カ月以降の複雑性悲嘆の重症度を評価する。 日本語版は死別を経験した成人を対象に妥当性/信頼性が確認されている。	合計得点 26 点以上が複雑性悲嘆に該当する。 診断にあたっては過去 1 カ月間での症状を評価することが勧められている。治療などで重症度の変化をみる場合には過去 1 週間において評価することも可能である。使用にあたって，目的に応じて，評価の期間を提示する必要がある。
Brief Grief Questionnaire (BGQ) 簡易版悲嘆質問票スクリーニング尺度 Shear, et al. 2006	5 項目 3 件法	Ito et al. 2012	「患者の死を受け入れる大変さ」「悲嘆による生活での支障の程度」「死別時の光景や考えによって悩まされる程度」「死別や故人に関連した物事への回避の程度」「他者から切り離されたり距離を感じる程度」から構成される。 日本語版は死別を経験した成人を対象に妥当性/信頼性が確認されている。	スクリーニングにあたっては過去 1 カ月間での症状を評価することが勧められている。 1～4 点：可能性が低い 5～7 点：可能性あり 8 点以上：複雑性悲嘆の可能性が高い

（岡村優子，篠崎久美子）

■文　献

1) Shear MK, Skritskaya NA. Bereavement and anxiety. Curr Psychiatry Rep 2012; 14: 169-75
2) Simon NM. Treating complicated grief. JAMA 2013; 310: 416-23
3) Shear MK. Clinical practice. Complicated grief. N Engl J Med 2015; 372: 153-60
4) Shear MK, Simon N, Wall M, et al. Complicated grief and related bereavement issues for DSM-5. Depress Anxiety 2011; 28: 103-17
5) Zisook S, Simon NM, Reynolds CF 3rd, et al. Bereavement, complicated grief, and DSM, part 2: complicated grief. J Clin Psychiatry 2010; 71: 1097-8
6) 瀬藤乃理子，丸山総一郎，村上典子. 死別後の病的悲嘆の「診断」をめぐる問題　DSM の診断基準を中心に. 心身医 2005; 45: 833-42
7) 瀬藤乃理子，丸山総一郎，加藤寛. 複雑性悲嘆（CG）の診断基準化に向けた動向. 精神医 2008; 50: 1119-33
8) American Psychiatric Association. Quick Reference to the Diagnostic Criteria from DSM-Ⅲ. American Psychiatric Publishing, Washington, DC, 1980（高橋三郎，花田耕一，藤縄昭 訳. DSM-Ⅲ

Ⅲ章　精神心理的苦痛が強い遺族への治療的介入

精神障害の分類と診断の手引. 医学書院, 東京, 1982)

9）American Psychiatric Association. Diagnostic and statistical manual of mental disorders, Third edition revised（DSM-Ⅲ-R）. American Psychiatric Publishing, Washington, DC, 1987（高橋三郎 訳. DSM-Ⅲ-R 精神障害の診断・統計マニュアル. 医学書院, 東京, 1988）

10）American Psychiatric Association. Diagnostic and statistical manual of mental disorders, Fourth edition（DSM-Ⅳ）. American Psychiatric Publishing, Washington, DC, 1994（高橋三郎, 大野裕, 染矢俊幸 訳. DSM-Ⅳ精神疾患の診断・統計マニュアル. 医学書院, 東京, 1996）

11）American Psychiatric Association. Diagnostic and statistical manual of mental disorders, Fourth edition Text Revision（DSM-Ⅳ-TR）. American Psychiatric Publishing, Washington, DC, 2000（高橋三郎, 大野裕, 染矢俊幸 訳. DSM-Ⅳ-TR 精神疾患の診断・統計マニュアル（新訂版）. 医学書院, 東京, 2004）

12）American Psychiatric Association. Diagnostic and statistical manual of mental disorders, Fifth edition（DSM-5）. American Psychiatric Publishing, Washington, DC, 2013（高橋三郎, 大野裕 監訳. DSM-5 精神疾患の診断・統計マニュアル. 医学書院, 東京, 2014）

13）American Psychiatric Association. DSM-5 development: Highlights of Changes from DSM-Ⅳ-TR to DSM-5.

14）宮島加耶, 藤澤大介. 死別反応の除外, 悲嘆. 精神 2014; 24: 43-8

15）World Health Organization. The ICD-10 Classification of Mental and Behavioural Disorders: Clinical descriptions and diagnostic guidelines. 1992（ICD-10 精神および行動の障害: 臨床記述と診断ガイドライン（新訂版）. 融道男, 中根允文, 小見山実, 他 監訳. 医学書院, 東京, 2005）

16）World Health Organization. ICD-11 for mortality and morbidity statistics 2018 version http://icd.who.int/browse11/l-m/en（2020 年 9 月 30 日閲覧）

17）Treml J, Kaiser J, Plexnies A, et al. Assessing prolonged grief disorder: a systematic review of assessment instruments. J Affect Disord 2020; 274: 420-34

18）清水加奈子, 加藤敏. 死別関連精神障害の研究動向 診断学と精神病理学の周辺から. 精神誌 2019; 121: 329-43

19）Nakajima S. Complicated grief: recent developments in diagnostic criteria and treatment. Philos Trans R Soc Lond B Biol Sci 2018; 373: 20170273

20）Prigerson HG, Horowitz MJ, Jacobs SC, et al. Prolonged grief disorder: psychometric validation of criteria proposed for DSM-Ⅴ and ICD-11. PLoS Med 2009; 6: e1000121

21）Boelen PA, Prigerson HG. Commentary on the inclusion of persistent complex bereavement-related disorder in DSM-5. Death Stud 2012; 36: 771-94

22）Marwit SJ. DSM-Ⅲ-R, grief reactions, and a call for revision. Professional Psychol Res Practice 1991; 22: 75-9

23）Stroebe M, Schut H, Finkenauer C. The traumatization of grief? A conceptual framework for understanding the trauma-bereavement interface. Isr J Psychiatry Relat Sci 2001; 38: 185-201

24）Johnson JG, First MB, Block S, et al. Stigmatization and receptivity to mental health services among recently bereaved adults. Death Stud 2009; 33: 691-711

25）Fujisawa D, Miyashita M, Nakajima S, et al. Prevalence and determinants of complicated grief in general population. J Affect Disord 2010; 127: 352-8

26）坂口幸弘, 宮下光令, 森田達也, 他. ホスピス・緩和ケア病棟で近親者を亡くした遺族の複雑性悲嘆, 抑うつ, 希死念慮. Palliat Care Res 2013; 8: 203-10

27）Lundorff M, Holmgren H, Zachariae R, et al. Prevalence of prolonged grief disorder in adult bereavement: a systematic review and meta-analysis. J Affect Disord 2017; 212: 138-49

28）Simon NM, Shear KM, Thompson EH, et al. The prevalence and correlates of psychiatric comorbidity in individuals with complicated grief. Compr Psychiatry 2007; 48: 395-9

29）Prigerson HG, Jacobs SC. Perspectives on care at the close of life. Caring for bereaved patients: "all the doctors just suddenly go". JAMA 2001; 286: 1369-76

30）Ogrodniczuk JS, Piper WE, Joyce AS, et al. Differentiating symptoms of complicated grief and depression among psychiatric outpatients. Can J Psychiatry 2003; 48: 87-93

31）Kristensen P, Dyregrov K, Dyregrov A. What distinguishes prolonged grief disorder from depression? Tidsskr Nor Legeforen 2017; 137: 538-40

32）Allen K, Buckle R, Oakes S, et al. Guidelines for Bereavement Support. 2017

33）Hudson P, Remedios C, Zordan R, et al. Guidelines for the psychosocial and bereavement support of family caregivers of palliative care patients. J Palliat Med 2012; 15: 696-702

34）Leahy JM. Validity and reliability of the Beck Depression Inventory-Short Form in a group of adult bereaved females. J Clin Psychol 1992; 48: 64-8

35）Radloff LS. The CES-D Scale: a self-report depression scale for research in the general population. Appl Psychol Meas 1977; 1: 385-401

36）Kristiansen CB, Kjær JN, Hjorth P, et al. The association of time since spousal loss and depression in widowhood: a systematic review and meta-analysis. Soc Psychiatry Psychiatr Epidemiol 2019; 54: 781-92

37）島悟, 鹿野達男, 北村俊則, 他. 新しい抑うつ性の自己評価尺度について. 精神医 1985; 27: 717-23

38）Beck AT, Steer RA, Brown GK. Manual for the Beck Depression Inventory-Ⅱ, Psychological Corporation, San Antonio, Texas, 1996

39）Kojima M, Furukawa TA, Takahashi H, et al. Cross-cultural validation of the Beck Depression Inventory-Ⅱ in Japan. Psychiatry Res 2002; 110: 291-9

40）Kroenke K, Spitzer RL, Williams JB. The PHQ-9: validity of a brief depression severity measure. J Gen Intern Med 2001; 16: 606-13

41）村松公美子. Patient Health Questionnaire（PHQ-9, PHQ-15）日本語版および Generalized Anxiety Disorder-7 日本語版-up to date-. 新潟青陵大学大学院臨床心理学研究 2014; 7: 35-9

42）Kessler RC, Andrews G, Colpe LJ, et al. Short screening scales to monitor population prevalences and trends in non-specific psychological distress. Psychol Med 2002; 32: 959-76

43）Furukawa TA, Kawakami N, Saitoh M, et al. The performance of the Japanese version of the K6 and K10 in the World Mental Health Survey Japan. Int J Methods Psychiatr Res 2008; 17: 152-8

44）Prigerson HG, Maciejewski PK, Reynolds CF 3rd, et al. Inventory of Complicated Grief: a scale to measure maladaptive symptoms of loss. Psychiatry Res 1995; 59: 65-79

45）中島聡美, 伊藤正哉, 石丸径一郎, 他. 遷延性悲嘆障害の実態と危険因子に関する研究―罪責感の与える影響およびソーシャルサポートの役割を中心に―. 明治安田こころの健康財団研究助成論文集 2010;（45）: 119-26

46）Faschingbauer, TR. Texas revised inventory of grief manual. Honeycomb Publishing, Houston, Texas, 1981

47）鈴木志津枝. 日本語版悲嘆の測定用具の信頼性・妥当性の検証研究. 日看科会誌 1997; 17: 366-7

48）Shear KM, Jackson CT, Essock SM, et al. Screening for complicated grief among Project Liberty service recipients 18 months after September 11. Psychiatr Serv 2006; 57: 1291-7

49）Ito M, Nakajima S, Fujisawa D, et al. Brief measure for screening complicated grief: reliability and discriminant validity. PLoS One 2012; 7: e31209

50）Horowitz M, Wilner N, Alvarez W. Impact of Event Scale: a measure of subjective stress. Psychosom Med 1979; 41: 209-18

51）Asukai N, Kato H, Kawamura N, et al. Reliability and validity of the Japanese-language version of the Impact of Event Scale-Revised（IES-R-J）: four studies on different traumatic events. J Nerv Ment Dis 2002; 190: 175-82

Ⅲ章

精神心理的苦痛が強い遺族への治療的介入

| 資料 | Inventory of Complicated Grief（ICG）複雑性悲嘆質問票 日本語版 |

氏名＿＿＿＿＿＿＿＿＿＿ 日付＿＿年＿＿月＿＿日

以下の質問で，今の自分の気持ちを最もよくあらわしていると思う番号に○を付けて下さい。

		まったくない	めったにない	時々ある	よくある	いつもある
1	その人（亡くなった人）のことをあまりにも考えてしまうため，普段していることをするのが難しくなる。	0	1	2	3	4
2	亡くなった人を思い出すと，動揺してしまう。	0	1	2	3	4
3	その人が亡くなってしまったことを受け入れられないと感じる。	0	1	2	3	4
4	亡くなった人に会いたいという慕い求める気持ちを感じる。	0	1	2	3	4
5	亡くなった人にゆかりのある場所や物に引き寄せられるように感じる。	0	1	2	3	4
6	その人の死について，怒りを感じずにいられない。	0	1	2	3	4
7	愛する人が亡くなったことが信じられないと感じる。	0	1	2	3	4
8	愛する人が亡くなったことについて愕然としたり，ぼう然としてしまう。	0	1	2	3	4
9	その人が亡くなってから，人を信じることが難しい。	0	1	2	3	4
10	その人が亡くなってから，他の人を気遣うことができなくなったり，気遣おうとしてもその人と距離があるように感じてしまう。	0	1	2	3	4
11	亡くなった人がそうだったのと同じ身体の場所が痛くなったり，同じ症状があらわれたりする。	0	1	2	3	4
12	亡くなった人を思い出させるようなものをあえて避けるようにしている。	0	1	2	3	4
13	亡くなった人なしには，人生は空虚だと感じる。	0	1	2	3	4
14	亡くなった人が自分に話しかけている声が聞こえる。	0	1	2	3	4
15	亡くなった人が自分の前に立っているのが見える。	0	1	2	3	4
16	その人が亡くなっているのに，自分が生き続けているのはおかしいと感じる。	0	1	2	3	4
17	その人の死がとてもつらく感じる。	0	1	2	3	4
18	親しい人を失ったことがない人たちをうらやましく思う。	0	1	2	3	4
19	その人が亡くなってから，かなりの時間をさみしいと感じている。	0	1	2	3	4

合計　　　点

※各項目の回答を，0→0点，1→1点，2→2点，3→3点，4→4点として，合計点を算出して下さい
　この日本語版は Elsevier 社の許可を得て作成したものです
原版論文：Prigerson HG, Maciejewski PK, Reynolds CF 3rd, et al. Inventory of Complicated Grief: a scale to measure maladaptive symptoms of loss. Psychiatry Res 1995; 59: 65-79
原版（英語版）：Holly Prigerson, Ph. D., Mark Miller, M. D., Charles F. Reynolds,Ⅲ, M. D., Ellen Frank, Ph. D.
日本語版作成：中島聡美，伊藤正哉，白井明美，金吉晴

ICG の使用にあたって

　複雑性悲嘆質問票（Inventory of Complicated Grief：ICG）は，Prigerson ら（1995）によって開発された複雑性悲嘆の重症度を評価する尺度である（19 項目 5 件法）。複雑性悲嘆研究において最も使用頻度の高い尺度である。しかし，持続性複雑死別障害（DSM-5）や遷延性悲嘆症（ICD-11）で提唱されている診断基準に合致しているものではない。

　Prigerson らは，26 点以上が複雑性悲嘆に該当するとしている。

　診断にあたっては過去 1 カ月間での症状を評価することが勧められている。治療などで重症度の変化をみる場合には過去 1 週間において評価することも可能である。使用にあたって，目的に応じて，評価の期間を提示する必要がある。

2 メンタルヘルスの専門家に紹介 すべきハイリスク群の特徴

　遺族がうつ病や複雑性悲嘆を呈すると，生活の質（QOL）の低下だけでなく，希死念慮や自殺企図とも関連し，メンタルヘルスの専門家の介入が必要になる場合がある。ここでいうメンタルヘルスの専門家とは，遺族ケアにある程度精通した，精神科医や心療内科医，公認心理師・臨床心理士，精神看護専門看護師やがん看護専門看護師などを指す。また，遺族においてはアルコールの使用や睡眠障害が増加し[1]，これらがうつ病や複雑性悲嘆のリスクとなることも指摘されている[2,3]。医療者が家族や介護者に対して，死別前から関係を作り，リスク評価を行うことで，死別後の適応を意識した家族ケアの提供，生前の信頼関係をベースとした死別後の支援の継続，自ら支援を求められない遺族への医療者側からの介入，などにつながる可能性がある。強い悲嘆反応を呈する遺族の特徴について，①遺族の個人的背景，②治療に関連した要因，③死に関連した要因，に大別し以下の**表4**にまとめた。

　遺族の個人的背景について，うつ病など死別前の精神疾患の既往[4]やアルコール・物質使用障害[3]，故人との愛着の問題[5]のほか，経済的困窮や社会的孤立[6]が挙げられる。ケアのために仕事を辞めることは死別後の反応に悪影響をもたらすため[7]，医療者が介護者の経済的問題をアセスメントし，就労を続けられるようサポートすることが求められる。

　治療に関連した要因として，家族の強い負担[8]や，医療者に対する不満や怒り[9]があ

表4　強い死別反応に関連する遺族のリスク因子

①遺族の個人的背景	・うつ病など精神疾患の既往，虐待やネグレクト[4] ・アルコール・物質使用障害[3] ・死別後の睡眠障害[1,2]
	・近親者（特に配偶者や子供の死） ・生前の患者に対する強い依存，不安定な愛着関係や葛藤[5]
	・低い教育歴，経済的困窮[6] ・ソーシャルサポートの乏しさや社会的孤立[6]
②治療に関連した要因	・治療に対する負担感や葛藤[8] ・副介護者の不在など，介護者のサポート不足[12]
	・治療やケアに関する医療者への不満や怒り[9] ・治療や関わりに関する後悔[10]
	・積極的治療介入（集中治療，心肺蘇生術，気管内挿管）[8]の実施の有無
③死に関連した要因	・病院での死[6,7] ・ホスピス在院日数が短い[6,7]
	・予測よりも早い死[12]，突然の死 ・死への準備や受容が不十分[6]
	・「望ましい死」であったかどうか[8,9,11,12] ・緩和ケアや終末期の患者のQOLに対する遺族の評価[12]

り, 怒りへの対処の重要性が示唆される。医療機関に援助を求めた遺族の特徴に「後悔」があり,「モルヒネや鎮静のせいで死を早めてしまった」などの誤った医学的解釈や,「何もできなかった」との否定的な認知が存在する場合があるため[10], 正しい医学的な説明や, 家族に対するねぎらいが必要である。また, 遺族の 1/3 が死について十分に話し合わなかったこと, いつから死が迫っていると認識すべきかわからなかったことを後悔しているとの報告もあり[11], 医療者が病状や予後を家族と共有し, 患者と家族の死に関する話し合いを支持することが, 家族の後悔を減少させると思われる。

　死に関連した要因として, 予測よりも早い死[12], 不十分な受容[6]がある。緩和ケア病棟やホスピスでは家族は死を予期していると思われがちだが, 家族の認識と現実のギャップは存在する可能性があり, 十分な説明が必要である。また, 遺族にとって「望ましい死（good death）」かどうかは死別後の反応に大きく影響する[8,9,11,12]。患者が快適で症状がコントロールされていたか, 患者や家族の希望が達成されていたか, 死別前の家族関係が良好で十分なお別れの時間がもてたか, 死亡宣告が満足のいくものであったか, などである。わが国の緩和ケア病棟患者の遺族調査では, 遺族からみた緩和ケアの質や, 生前の患者の QOL に対する評価が, 遺族の悲嘆反応に関連しており[12], 終末期ケアのあり方が遺族の死別後の適応に影響することが示唆されている。

（倉田明子, 加藤雅志, 竹内恵美）

■文　献

1) Aoyama M, Sakaguchi Y, Fujisawa D, et al. Insomnia and changes in alcohol consumption: relation between possible complicated grief and depression among bereaved family caregivers. J Affect Disord 2020; 275: 1-6

2) Lancel M, Stroebe M, Eisma MC. Sleep disturbances in bereavement: a systematic review. Sleep Med Rev 2020; 53: 101331

3) Parisi A, Sharma A, Howard MO, et al. The relationship between substance misuse and complicated grief: a systematic review. J Subst Abuse Treat 2019; 103: 43-57

4) Kacel E, Gao X, Prigerson HG. Understanding bereavement: what every oncology practitioner should know. J Support Oncol 2011; 9: 172-80

5) Bowlby J. The making and breaking of affectional bonds: Ⅰ. Aetiology and psychopathology in the light of attachment theory. An expanded version of the Fiftieth Maudsley Lecture, delivered before the Royal College of Psychiatrists, 19 November 1976. Br J Psychiatry 1977; 130: 201-10

6) Alam S, Hannon B, Zimmermann C. Palliative care for family caregivers. J Clin Oncol 2020; 38: 926-36

7) Roulston A, Campbell A, Cairnduff V, et al. Bereavement outcomes: a quantitative survey identifying risk factors in informal carers bereaved through cancer. Palliat Med 2017; 31: 162-70

8) Hall C, Hudson P, Boughey A. Bereavement support standards for specialist palliative care services. Department of Health, State Government of Victoria, Melbourne. Authorised and published by the Victorian Government, 2012

9) Carr D. A "good death" for whom? Quality of spouse's death and psychological distress among older widowed persons. J Health Soc Behav 2003; 44: 215-32

10) Ishida M, Onishi H, Matsubara M, et al. Psychological distress of the bereaved seeking medical counseling at a cancer center. Jpn J Clin Oncol 2012; 42: 506-12

11) Mori M, Yoshida S, Shiozaki M, et al. Talking about death with terminally-ill cancer patients: what contributes to the regret of bereaved family members? J Pain Symptom Manage 2017; 54: 853-60

12) 坂口幸弘, 宮下光令, 森田達也, 他. ホスピス・緩和ケア病棟で近親者を亡くした遺族の複雑性悲嘆, 抑うつ, 希死念慮. Palliat Care Res 2013; 8: 203-10

3 身体症状を呈する遺族

　自死遺族とそれ以外の死因による遺族の身体的健康の影響を調査したシステマティックレビューによると、自死遺族は心血管疾患、高血圧症、糖尿病、慢性閉塞性疾患などのリスクが上昇し、また痛みを経験する率は自死遺族で有意に高いと報告されている[1]。遺族ケアにおいて、身体症状を主訴として扱うことはまれであるが、不眠や食欲低下などの身体症状を訴えて、かかりつけの医療機関を受診している遺族は少なくない。したがって、死別が関与する身体的反応の可能性を考え対応する必要性は、すべての医療者に求められている。

　身体症状を有する疾患や病態を把握するために、「心身症」「身体症状症」という概念理解が有用である。まず、心身症とは、以下のように定義される。

　「心身症とは、身体疾患のなかで、その発症や経過に心理社会的因子が密接に関与し、器質的ないし機能的障害が認められる病態をいう。ただし、神経症やうつ病など、他の精神障害に伴う身体症状は除外する」[2]。遺族ケアとして知っておきたい心身症の代表例としては、表5のようなものがある。

　心身症は前述の定義の通り、病名ではなく病態であり、気管支喘息や消化性潰瘍、肥満症や糖尿病などの器質的疾患と、過敏性腸症候群や片頭痛のような機能性疾患の双方に認められる。つまり「疾患（病態）」という概念であり、例えば「高血圧症（心身症）」などと記載する。同じ疾患でも心身症傾向が強い、弱いというように考える。

　心療内科は「心身症」を専門とする内科の一分野で、学問的には「心身医学」を背景とする診療科である。内科医として身体所見を正確に診たうえで、心理面をはじめ、社会環境まで見据えて、心身のつながりに着目し治療を行うのが心療内科医の特徴である。

　「身体症状症」は DSM-5 において精神疾患の一つに分類され[4]、「消化器症状や痛みなどの身体症状はあるものの、通常の診察や検査では異常を指摘できず、身体症状や

表5　遺族の心身症の代表例

1. 呼吸器系	気管支喘息，過換気症候群，神経性咳嗽など
2. 循環器系	本態性高血圧症など
3. 消化器系	胃・十二指腸潰瘍，機能性ディスペプシア，過敏性腸症候群，呑気症（空気嚥下症）など
4. 内分泌・代謝系	神経性過食症，単純性肥満症，糖尿病など
5. 神経・筋肉系	緊張型頭痛，片頭痛，慢性疼痛など
6. その他	線維筋痛症，慢性蕁麻疹，アトピー性皮膚炎，円形脱毛症，メニエール病，顎関節症など

〔心身医学標準テキスト（第3版）[3]より「遺族ケアとして知っておきたいもの」を中心に引用改変〕

健康に関して，過度にとらわれた思考や感情，行動が持続している疾患」を指す。身体症状症の有病率は5〜7％，性差としては男性より女性に多い。治療としては薬物療法の適応はまれで，治療の枠内で，支持的精神療法を用いつつ診療するのが一般的である[5]。また，「うつ病」の場合でも，全身倦怠感や食思不振などの身体症状を呈して，医療機関を受診することもあり，注意が必要である。

　身体症状を訴える遺族に対して，
・まずは器質的・機能的な身体的異常がないか
・身体症状の背景として死別を含む心理社会的背景が関与していないか（心身症の病態がないか）
・身体症状症やうつ病，複雑性悲嘆などの精神疾患の可能性はないか
の3点に注目することが大切である。また，生前の故人と同じ症状が出ることもあるので留意しておく。

　心理社会的なスクリーニングとしては，慢性疼痛のスクリーニングに使用されるACT-UPを応用し，「痛み」を各種の身体症状に置き換えて尋ねることも有用である[6]。

A（Activities）	痛みが生活にどのような影響を与えているか（睡眠，食欲，身体活動，人間関係など）
C（Coping）	痛みにどのように対応するか（症状の増悪軽快因子）
T（Think）	痛みに対してどのように思うか，よくなると思うか
U（Upset）	不安になったり，落ち込んだりすることとはあるか
P（People）	周りの人はどのように反応するか

　受容的・支持的に関わりをもちつつ，それでも症状が強く，日常生活・社会生活に支障をきたしているようであれば，遺族の悲嘆に詳しい心療内科医や心身医学に理解のある診療科（皮膚科，小児科，耳鼻科，整形外科，歯科口腔外科など）の医師や精神科医の受診を検討する必要がある。

（大武陽一，蓮尾英明，阪本　亮，宮本せら紀，松岡弘道）

▌文　献

1) Spillane A, Larkin C, Corcoran P, et al. Physical and psychosomatic health outcomes in people bereaved by suicide compared to people bereaved by other modes of death: a systematic review. BMC Public Health 2017; 17: 939
2) 日本心身医学会教育研修委員会. 心身医学の新しい治療指針. 心身医 1991; 31: 537-73
3) 久保千春 編. 心身医学標準テキスト第3版. 医学書院，東京，2009
4) American Psychiatric Association. Diagnostic and statistical manual of mental disorders, Fifth edition（DSM-5）. American Psychiatric Publishing, Washington, DC, 2013（高橋三郎，大野裕 監訳. DSM-5 精神疾患の診断・統計マニュアル. 医学書院，東京，2014）
5) 井上令一 監修. カプラン臨床精神医学テキスト第3版: DSM-5 診断基準の臨床への展開. メディカル・サイエンス・インターナショナル，東京，2016
6) Dansie EJ, Turk DC. Assessment of patients with chronic pain. Br J Anaesth 2013; 111: 19-25

Ⅲ章

精神心理的苦痛が強い遺族への治療的介入

4 医療機関を受診したくない, 薬を飲みたがらない遺族への対応

　前述の通り, 死別はライフサイクルのなかでも深刻なストレス要因であり, 心理的・身体的側面でさまざまな影響を及ぼしうる[1-3]。一部の遺族は症状が強く持続することがわかっているが, それでも医療機関の受診や薬物療法を拒否する遺族もいる。

　まず, 最も注意しなければならないのは, 抑うつをはじめとする精神症状や, 死別体験と関連すると思われる身体症状が持続している場合である。このような遺族に関しては, 症状が受診を直接的に阻んでいる可能性があるため, 医療機関の受診を根気強く勧める。それには, まず相手の価値観を尊重し, 信頼関係を構築する必要がある。遺族に対し, 受容的・共感的に関わり, 相手の「困っていること」を引き出し, 懸念を伝えることが望ましい。ただちに受診に結びつかなくても, まずは相談を継続してもらうような関係性の維持を目指す。

　経済的な負担, 距離や交通手段などの医療機関・薬局の利用のしやすさ, 副作用への懸念も影響している可能性がある。佐藤ら[4]が,「医療機関の受診や服薬をできるだけ避けたいという心理は, 遺族に限ったことではなく, 私たちの多くがもちうるものでもある」と指摘している通り,「医薬品および医療に関する意識調査　結果報告書」によれば,「普段, あなたは, 風邪気味や腹痛などのような体の不調を覚えた時, 最初にどうしますか」という問いに, 休養や栄養, 運動, 市販薬で様子をみると回答した人が90%であったのに対し, 受診や処方薬をもらうと回答した人は9%に過ぎなかった[5]。

　がんで近親者を亡くした遺族を対象とした国内での先行研究では, 回答者の81%が対処方法として,「感情の解放（生起した感情を無理に抑え込まず解放すること）」を行い, 78%が「他者への表出（自らの感情や経験を他者に向けて表すこと）」を行っていた。これらは日本における遺族の一般的な対処方法であるとともに,「感情の解放」は精神健康状態改善への予測因子であることが判明した。同時に, 高齢女性は「他者への表出」を行わない傾向がみられ, ソーシャルネットワークの希薄さも示唆されている[6,7]。また, 松島ら[8]の報告では,「死別後に支えとなった者は家族や友人」と答えた遺族が多く, 医療機関を挙げたものは少なかった。これは, 日本の従来の医療現場において, 一般的に医療者から遺族がサポートを受けるという意識が低いことや[8], 悲嘆に詳しい専門家の少なさ, そして日本国内での精神科や心療内科に対する敷居の高さ[9,10]を反映している可能性がある。

　以上のような背景から, それでも自発的な医療機関の受診が困難な遺族には,「困ったことがあればいつでも相談してください」と, 支援の用意と意思があることを伝える。そのうえで, 生前から関わりのあった医療・介護者が何らかの形でつながりをもち*,「受動的な」遺族ケアの提供や, 受診以外での遺族ケアの提案を行うことが望ま

しい。

　遺族ケアの地域リソースについては，遺族会のほか，患者会でピアサポーターや医療者が遺族相談を行っている場合もあり，自治体によってはホームページで地域の遺族会や相談窓口を紹介している。また，多くの自治体では自殺対策事業の一環として自死遺族のケアの窓口を設けている。その他，電話相談（日本対がん協会がん相談ホットライン https://www.jcancer.jp/，など）を行っている団体もあり，こうした情報を医療者も知り，必要に応じて提供できるようにしておくこともよい。

　また，遺族は患者が亡くなった病院には行きたがらないことも多いため，他院の緩和ケア・遺族ケア外来や，近隣の総合病院精神科・心療内科，また，リエゾン精神医学に詳しい精神科・心療内科クリニックの情報も必要に応じて提供できるように知っておくとよい。

　一方，患者がかかっていた病院で遺族ケアを受ける場合は，患者の経過や遺族の背景を共有しているため，死別に関する感情を表出しやすいというメリットがある。ただし，高度・専門医療機関では初診時に選定療養費を算定される場合があることに注意が必要である。

　誰もが遺族となりうることに鑑みると，一部の遺族で悲嘆のプロセスが滞り，通常ではない悲嘆になる可能性があること，それが決して珍しくはないことについて，社会で共有する必要がある。そのような遺族は一人でかかえ込まず，支援団体や医療的な支援を受けることで苦痛が緩和されることもあることを，我々医療・介護者が啓発していくことが重要である。

　わが国では系統的な遺族ケアはまだ普及していないが，多くのホスピス・緩和ケア病棟では，患者の死後数カ月以内の手紙の送付，遺族会や追悼会の開催が行われている[12]。また，患者の生前にケアを行った訪問看護師や介護従事者が「近くまで来たから」などと遺族を訪問することもある。このように遺族とつながりのある地域医療・介護従事者が，専門的遺族ケアが可能な医療者や専門家と必要に応じて相談できるとよい。

（宮本せら紀，倉田明子）

III章　精神心理的苦痛が強い遺族への治療的介入

▌文　献

1）Onishi H, Ishida M, Tanahashi I. Bereavement Care in Cancer. Seishin Shinkeigaku Zasshi 2015; 117: 995-1003
2）Shear MK, Simon N, Wall M, et al. Complicated grief and related bereavement issues for DSM-5. Depress Anxiety 2011; 28: 103-17
3）Strada EA. Psychosocial issues and bereavement. Prim Care 2019; 46: 373-86
4）佐藤さやか．「医者にかかりたくない」「薬を飲みたくない」．「助けて」が言えない-SOSを出さない人に支援者は何ができるか（松本俊彦 編），日本評論社，東京，2019
5）くすりの適正使用協議会．医薬品および医療に関する意識調査　結果報告書．2010
　　https://www.rad-ar.or.jp/material/pdf/K_14.pdf（2022年3月14日閲覧）

＊：海外のガイドラインでは，緩和ケアや地域医療に携わる多職種チームが死後早期に遺族への電話連絡や自宅訪問を行い，死別への対応や，遺族ケアサービスについて情報提供を行うこと，その後も一定の時期に遺族訪問や手紙送付を行い遺族ケアの計画を練ることが推奨されている[11]。

6）坂口幸弘，恒藤暁，柏木哲夫，他．遺族の感情表出が精神的健康に及ぼす影響　感情表出は本当に有効な対処方法なのか？　死の臨床 2002; 25: 58-63

7）立野淳子，山勢博彰，山勢善江．国内外における遺族研究の動向と今後の課題．日看研会誌 2011; 34: 161-70

8）松島たつ子，赤林朗，西立野研二．ホスピス緩和ケアにおける遺族ケア　遺族ケアについての意識調査と今後の展望．心身医 2001; 41: 429-37

9）Kashihara J, Yamakawa I, Kameyama A, et al. Perceptions of traditional and modern types of depression: a cross-cultural vignette survey comparing Japanese and American undergraduate students. Psychiatry Clin Neurosci 2019; 73: 441-7

10）小平朋江，伊藤武彦．精神障害者の偏見と差別とスティグマの克服．マクロ・カウンセリング研究 2006; 5: 62-73

11）Hall C, Hudson P, Boughey A. Bereavement support standards for specialist palliative care services. Department of Health, State Government of Victoria, Melbourne. Authorised and published by the Victorian Government, 2012

12）坂口幸弘．わが国のホスピス・緩和ケア病棟における遺族ケアサービスの実施状況と今後の課題 2002 年調査と 2012 年調査の比較．Palliat Care Res 2016; 11: 137-45

5 自死遺族支援

　日本における自殺者は 1998 年に 3 万人を超え，2003 年の 34,427 人をピークに，2009年から減少傾向にあり，2018 年は 20,840 人，人口 10 万人当たりの自殺死亡率は 18.5となっている。この傾向は以降も続いており 2019 年の自殺者数は 20,169 人であった。しかし，この値は先進 7 カ国のなかではいまだ最も高く，諸外国を含めても 9 番目に位置し[1)]，また 2020 年は新型コロナウイルスによる深刻な経済への影響もあり，2020年 7 月からは再度上昇に転じていることが報告されているなど，予断を許さない状況である。1 人の自殺は，少なくとも 5〜10 人に影響を与えるといわれ，日本では 168万人の自死遺族が生活し，年間 13〜14 万人が新たに遺族になっていると推定されている[2)]。自殺は家族や友人だけでなく，職場や学校，地域社会にも大きな影響を与えることから，遺族支援の対象はこれまで主に親族のみであったものが，最近では婚約者や内縁関係の人，友人，同僚など自殺によって影響を受ける可能性のあるすべての人に広がっている。

　自死遺族はうつ病などの精神的問題が増加する，死亡リスクが高くなる，社会的に孤立しやすいなど精神的，身体的，社会的健康に負の影響を経験することが示されており[3)]，死亡に伴う諸手続きなどの実務的問題，心理的問題，社会的問題など多岐にわたる支援を専門家や自助グループから得たいという高いニーズを示すことが報告されている[4-7)]。一方で自死遺族は，他の突然死の遺族と比して，サポートにつながりにくい傾向があること[8)]，その背景として，スティグマや情報不足，経済的問題の影響が指摘されている[5,9)]。これらの知見を踏まえると，より積極的に各遺族のニーズを評価し，適切な支援につなげることが必要であると考えられる。

　これまでの研究から，無作為化比較試験などエビデンスレベルの高い方法で有効性が示された支援方法は報告されていないが，同様の経験をした人々（ピア）とつながること，数カ月にわたり支援が提供されることで自殺関連行動が減り，心理的適応やQOL が改善する可能性が予備的に示唆されている[10)]。また近年，インターネットを介した情報提供やメッセージの交換などによる相互のピアサポートの効果や課題の検討が行われ，書き込まれたメッセージの内容分析から個人的体験の共有や悲しみの表現を伴うメッセージ，あるいは他者へのサポートや共感的表現が多いことが報告されている。そしてオンラインフォーラム参加者の 2/3 はアクセスすることのメリットを報告し，12 カ月後の幸福感や抑うつの程度が改善していたといったポジティブな反応を報告する研究も出てきている[11-14)]。以上のように，研究は限られているものの，リソースを問わず，遺族の気持ちに配慮，共感し，一貫して支持するといったサポートが有用である可能性が示唆されている。

　日本においては，2006 年に自殺対策基本法が制定され，政府が推進すべき自殺対策

の指針として自殺総合対策大綱が定められており，遺族などの実態および支援方策についての調査の推進や遺された人への支援を充実させることが含まれている。遺族支援においては「自殺」という文字は偏見や差別を助長するとして，遺族に関して「自死遺族」「大切な人を自死で亡くした方」「遺された人」など遺族の心情に配慮した表現が用いられている[15]。遺族支援の例としては，ポストベンションの取り組みとして自治体による情報提供のための冊子やウェブサイトの作成，わかちあいの会の開催，自助グループやあしなが育英会によるつどいの開催，法律的な支援をする弁護団の組織などがある。

　以上，自死が遺族に与える深刻な影響を理解し，必要な支援が多くの遺族には届いていないことを知っておきたい。

（藤森麻衣子，明智龍男）

▌▌文　献

1) 厚生労働省. 令和元年版自殺対策白書. 2019
2) Chen J, Choi YJ, Mori K, et al. Those who are left behind: an estimate of the number of family members of suicide victims in Japan. Soc Indic Res 2009; 94: 535-44
3) Erlangsen A, Runeson B, Bolton JM, et al. Association between spousal suicide and mental, physical, and social health outcomes: a longitudinal and nationwide register-based study. JAMA Psychiatry 2017; 74: 456-64
4) Dyregrov K. Assistance from local authorities versus survivors' needs for support after suicide. Death Stud 2002; 26: 647-68
5) McMenamy JM, Jordan JR, Mitchell AM. What do suicide survivors tell us they need? Results of a pilot study. Suicide Life Threat Behav 2008; 38: 375-89
6) Wilson A, Marshall A. The support needs and experiences of suicidally bereaved family and friends. Death Stud 2010; 34: 625-40
7) Pitman A, Souza TD, Khrisna Putri A, et al. Support needs and experiences of people bereaved by suicide: qualitative findings from a cross-sectional British study of bereaved young adults. Int J Environ Res Public Health 2018; 15: 666
8) Pitman AL, Rantell K, Moran P, et al. Support received after bereavement by suicide and other sudden deaths: a cross-sectional UK study of 3432 young bereaved adults. BMJ Open 2017; 7: e014487
9) Pitman AL, Stevenson F, Osborn DPJ, et al. The stigma associated with bereavement by suicide and other sudden deaths: a qualitative interview study. Soc Sci Med 2018; 198: 121-9
10) Finlayson-Short L, Hetrick S, Krysinska K, et al. Community based support for people at risk for suicide and those who care for them-areas for improvement. Arch Suicide Res 2020; 24: 125-57
11) Galway K, Forbes T, Mallon S, et al. Adapting digital social prescribing for suicide bereavement support: the findings of a consultation exercise to explore the acceptability of implementing digital social prescribing within an existing postvention service. Int J Environ Res Public Health 2019; 16: 4561
12) Krysinska K, Andriessen K. On-line support and resources for people bereaved through suicide: what is available? Suicide Life Threat Behav 2010; 40: 640-50
13) Schotanus-Dijkstra M, Havinga P, van Ballegooijen W, et al. What do the bereaved by suicide communicate in online support groups? A content analysis. Crisis 2014; 35: 27-35
14) Kramer J, Boon B, Schotanus-Dijkstra M, et al. The mental health of visitors of web-based support forums for bereaved by suicide. Crisis 2015; 36: 38-45
15) 自殺総合対策推進センター. 自死遺族等を支えるために～総合的支援の手引. 2018

臨床疑問 1

がん等の身体疾患によって重要他者を失った（病因死）18 歳以上の成人遺族が経験する，臨床的関与が必要な精神心理的苦痛に対して，非薬物療法を行うことは推奨されるか？

▶ 推奨文

がん等の身体疾患によって重要他者を失った（病因死）18 歳以上の成人遺族が経験する，臨床的関与が必要な精神心理的苦痛として抑うつや悲嘆の軽減を目的に，非薬物療法を行うことを提案する。

■推奨の強さ：2（弱い）

■エビデンスの確実性：C（弱い）

[採用文献の概要]

　　がん等の身体疾患によって重要他者を失った成人遺族においては，日常生活に支障をきたす抑うつ・不安・悲嘆などの精神心理的苦痛が強く持続する場合があり，本臨床疑問では，薬物療法以外の治療として，精神療法・心理社会的教育・カウンセリング・集団プログラムに加えて，リラクゼーション・心肺蘇生の立ち合い・お悔やみの手紙などの無作為化比較試験から検討されたエビデンスを基に，推奨度を提示した。

　　非薬物療法における知見はいまだ乏しく，精神療法のみならず，リラクゼーションや音楽療法，アロマセラピー，運動療法などを含めて幅広く網羅的に検索を行うことで，非薬物療法全体のエビデンスを俯瞰し，遺族の心情や医療現場の状況に幅広く応用できる介入を抽出することを目的としている。実際の検索においては，がん等の身体疾患（病因死）によって重要他者を失った遺族が 7 割以上とする研究を対象として文献検索を行ったところ，25 件[1-25]の文献が抽出された。

　　これらを採用文献とし，エビデンス評価を行った。25 件[1-25]のうち，対象者をがん患者の遺族としたものが 11 件[4-6,9,12,13,16,17,19,22,24]，後天性免疫不全症候群（AIDS）患者の遺族としたものが 2 件[8,11]，認知症患者の遺族としたものが 1 件[10]，複数の病因死の患者の遺族としたものが 11 件（死因が不明確の場合を含む）[1-3,7,14,15,18,20,21,23,25]であった。介入時期については，死別前の介入から死別後数年以内であり，介入内容は認知行動療法や死別に焦点を当てた精神療法，心理的サポートを含めた緩和ケアの介入など様々であった。採用論文の概要を一覧表にまとめて示す（表 6，P77〜80）。

　　ガイドライン作成グループは本臨床疑問の推奨の判断に重要なアウトカムとして，益である 5 つのアウトカム〔抑うつの改善，悲嘆の改善，不安の改善，QOL（quality of life：生活の質）の改善，PTG（posttraumatic growth：心的外傷後成長）の獲得〕と，害である 1 つのアウトカム（脱落率）に対して，各々のエビデンスを評価した。以下にガイドライン作成グループが重要と考えた順に評価結果を記載する。

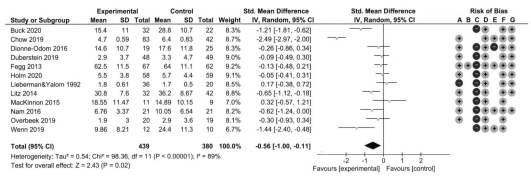

| Study or Subgroup | Experimental | | | Control | | | | Std. Mean Difference | | Std. Mean Difference | Risk of Bias |
	Mean	SD	Total	Mean	SD	Total	Weight	IV, Random, 95% CI		IV, Random, 95% CI	A B C D E F G
Buck 2020	15.4	11	32	28.8	10.7	22	8.3%	-1.21 [-1.81, -0.62]			− + + + +
Chow 2019	4.7	0.59	83	6.4	0.83	42	8.7%	-2.49 [-2.97, -2.00]			+ + + + + +
Dionne-Odom 2016	14.6	10.7	19	17.6	11.8	25	8.3%	-0.26 [-0.86, 0.34]			+ − − + + + +
Duberstein 2019	2.9	3.7	48	3.3	4.7	49	9.0%	-0.09 [-0.49, 0.30]			+ − + + + +
Fegg 2013	62.5	11.5	67	64	11.1	62	9.2%	-0.13 [-0.48, 0.21]			+ + − + + + +
Holm 2020	5.5	3.8	58	5.7	4.4	59	9.1%	-0.05 [-0.41, 0.31]			+ − − + + + +
Lieberman&Yalom 1992	1.8	0.61	36	1.7	0.5	20	8.5%	0.17 [-0.38, 0.72]			− − − + + +
Litz 2014	30.8	7.6	32	36.2	8.67	42	8.8%	-0.65 [-1.12, -0.18]			+ − − + + +
MacKinnon 2015	18.55	11.47	11	14.89	10.15	9	7.0%	0.32 [-0.57, 1.21]			+ − − + +
Nam 2016	6.76	3.37	21	10.05	6.54	21	8.2%	-0.62 [-1.24, 0.00]			+ − − + + +
Overbeek 2019	1.9	3	20	2.9	3.6	19	8.1%	-0.30 [-0.93, 0.34]			+ − − + + +
Wenn 2019	9.86	8.21	12	24.4	11.3	10	6.7%	-1.44 [-2.40, -0.48]			− + + +
Total (95% CI)			439			380	100.0%	-0.56 [-1.00, -0.11]			

Heterogeneity: Tau² = 0.54; Chi² = 98.36, df = 11 (P < 0.00001); I² = 89%
Test for overall effect: Z = 2.43 (P = 0.02)

Risk of bias legend
(A) Random sequence generation (selection bias)
(B) Allocation concealment (selection bias)
(C) Blinding of participants and personnel (performance bias)
(D) Blinding of outcome assessment (detection bias)
(E) Incomplete outcome data (attrition bias)
(F) Selective reporting (reporting bias)
(G) Other bias

図2 抑うつの改善に関する Forest plot および Risk of Bias

1）抑うつの改善〔エビデンスの確実性：C〕

　アウトカムの指標に抑うつを含める研究は 22 件[1-6,8-10,12-21,23-25]あり，このうち統合可能なアウトカムが記述されている論文 12 件[2-6,12,16-18,20,21,25]のメタアナリシスを行ったところ，非薬物療法群で有意な改善を認めた（**図2**）。エフェクトサイズは中程度〔standard mean difference（SMD）−0.56（95％信頼区間［CI］−1.00，−0.11）〕であったが，異質性も高く，対象・測定時期・介入時期や方法などに違いがあった。また抑うつの有意な増悪を認めた研究が 1 件[15]あった。

　これらの結果から，病状の増悪に十分注意しながら非薬物療法を実施することにより，遺族の抑うつの改善につながると考えられる。しかし，前述したように介入のタイプが様々であり，特定の精神療法や緩和ケアを推奨するには至らなかった。毎年極めて多くの人々が死別を経験することを考えると，どのようなタイプの精神療法や心理社会的支援が有効なのかを検証するための質の高い臨床研究が必要であることが示された。

2）悲嘆の改善〔エビデンスの確実性：C〕

　悲嘆の指標には，通常の悲嘆から複雑性悲嘆を測定するものまで様々に及んだ（Ⅲ章-6「複雑性悲嘆の認知行動療法」参照）。

　アウトカムに悲嘆を含める研究は 19 件[1-5,7-9,11,12,14-18,20,22,23,25]あり，このうち統合可能なアウトカムが記述されていた論文 12 件[2-5,11,12,16-18,20,22,25]のメタアナリシスを行ったところ，非薬物療法群で有意な改善を認めた（**図3**）。エフェクトサイズは中程度〔SMD −0.79（95％CI −1.20，−0.38）〕の効果であったが，異質性も高く，対象・測定時期・介入時期や方法などに違いがあった。非薬物療法により悲嘆の有意な増悪を認めた研究はなかった。

　これらの結果から，非薬物療法を行うことにより，遺族は悲嘆の改善を示すと考えられるものの，異質性が高く，治療内容も様々であることから，今後はどのような介

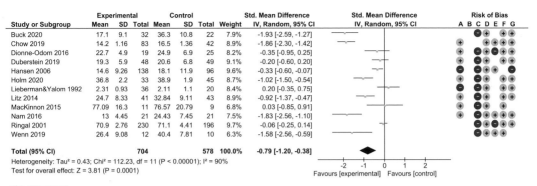

Risk of bias legend
(A) Random sequence generation (selection bias)
(B) Allocation concealment (selection bias)
(C) Blinding of participants and personnel (performance bias)
(D) Blinding of outcome assessment (detection bias)
(E) Incomplete outcome data (attrition bias)
(F) Selective reporting (reporting bias)
(G) Other bias

図 3　悲嘆の改善に関する Forest plot および Risk of Bias

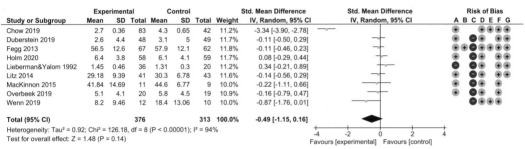

Risk of bias legend
(A) Random sequence generation (selection bias)
(B) Allocation concealment (selection bias)
(C) Blinding of participants and personnel (performance bias)
(D) Blinding of outcome assessment (detection bias)
(E) Incomplete outcome data (attrition bias)
(F) Selective reporting (reporting bias)
(G) Other bias

図 4　不安の改善に関する Forest plot および Risk of Bias

入が遺族に対して真に効果的であるのか検証を行う必要がある。

3）不安の改善〔エビデンスの確実性：C〕

　アウトカムに不安の改善を含める研究は13件[3,5,6,8,12,14,16-19,21,24,25]あり，このうち統合可能なアウトカムが記述された論文9件[3,5,6,12,16-18,21,25]のメタアナリシスを行ったところ，非薬物療法群と対照群で比較して有意な改善を認めなかった（**図4**）。非薬物療法により不安の増悪を認めた研究はなかった。

4）QOL の改善〔エビデンスの確実性：C〕

　QOL の指標には，精神面に焦点を当てたものから，身体症状を含めた健康全般を測定するものまであった。アウトカムに QOL の改善を含める研究は 6 件[1,5-7,11,25]あり，このうち統合可能なアウトカムが記述された論文 3 件[5,6,25]のメタアナリシスを行った

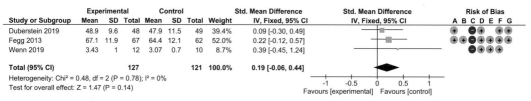

図5　QOL の改善に関する Forest plot および Risk of Bias

ところ，非薬物療法群と対照群において有意な差を認めなかった（**図5**）。

　これらの結果から，非薬物療法を行うことによる遺族の QOL の改善効果は示されなかった。

5）PTG の獲得〔エビデンスの確実性：評価なし〕

　PTG をアウトカムとする論文は認められず，非薬物療法の推奨について判断ができなかった。

6）脱落率〔エビデンスの確実性：評価なし〕

　非薬物療法の忍容性の評価指標として，脱落率を候補としたが，研究ごとに脱落の定義が異なっていたり，あるいは記載が不明瞭であったりしたことから，脱落率のエビデンスの確実性に関する判断はできなかった。

［解　説］

　本臨床疑問の採用文献において，操作的診断基準に基づき診断された精神疾患をもつ者を対象とした研究は少なく，通常の悲嘆から複雑性悲嘆の診断を満たす悲嘆など，精神心理的苦痛の重症度には大きなばらつきがみられた。また介入の内容，介入時期，アウトカムの指標は多様であり，非薬物療法全体としての結論を出すには異質性が高いことがわかった。このことから，すべての遺族ではなく臨床的な関与が必要な精神的苦痛をもつ遺族に対して専門的な介入を行うなど，参加対象者の予測される心理社会的問題や死別後の重症度に合わせて，介入期間や介入方法などを検討することが推奨される。

　益と害のバランスをみると，益として，非薬物療法を提供することが，病因死による遺族の抑うつと悲嘆を改善させることが示された。一方，不安や QOL の改善は認められず，PTG や脱落については情報が不十分であった。

　最後に，国内で遺族に対する非薬物療法を実施するための臨床適応性について，検討課題を整理する。

　今回のシステマティックレビューにおいて，日本国内で実践された研究は採用され

なかった。ただし，無作為化比較試験で有効性が実証された Shear らによる複雑性悲嘆療法[a]や Wagner らによる筆記療法[b]は，国内実施に向けた研究が実施されつつある。また国内での遺族支援活動として，遺族外来の開設，緩和ケア病棟での手紙送付や追悼会の開催[c]などが実施されている。しかし，臨床活動に留まっているものも多く，無作為化比較試験などによる質の高い研究・効果検証が望まれる。日本特有の文化や死生観，患者の死因や遺族の苦痛の重症度に合わせた介入方法の検討，介入方法別の効果の違いの検証，今回の推奨の対象となっていない17歳以下の遺族に対する治療・ケアなどの研究も必要である。

　以上より，国内で，遺族に対する非薬物療法を実施していくことの臨床適応性については多くの課題が残されており，本臨床疑問のレビューを踏まえてより効果的な遺族支援のあり方の検討を行うことも必要である（なお，国内で取り組まれている非薬物療法については，Ⅱ章 総論 2-4「遺族への具体的な支援」，総論 3「遺族とのコミュニケーション」，コラム 2「社会/コミュニティ全体で遺族を支える」，総論 5「患者が生存中からの家族・遺族ケア」，コラム 3「遺族ケアにつながる患者や家族へのケアとは」，Ⅲ章-5「自死遺族支援」に記載しているため参照されたい）。

　これらのことから，本ガイドラインでは，がん等の身体疾患によって重要他者を失った（病因死）18歳以上の成人遺族が経験する重篤な精神心理的苦痛（抑うつ・悲嘆）の軽減を目的に，非薬物療法を行うことを提案する。しかし，前述したように介入のタイプが様々であり，特定の精神療法を推奨するには至らず，今後，どのような心理社会的支援が有効なのかを検証するための質の高い臨床研究が必要であることが示された。

（久保田陽介，竹内恵美，浅井真理子，加藤雅志）

▌文　献

1) Bryant RA, Kenny A, Joscelyne A, et al. Treating prolonged grief disorder: a randomized clinical trial. JAMA psychiatry 2014; 71: 1332-9

2) Buck HG, Cairns P, Emechebe N, et al. Accelerated resolution therapy: randomized controlled trial of a complicated grief intervention. Am J Hosp Palliat Care 2020; 37: 791-9

3) Chow AYM, Caserta M, Lund D, et al. Dual-Process Bereavement Group Intervention (DPBGI) for widowed older adults. Gerontologist 2019; 59: 983-94

4) Dionne-Odom JN, Azuero A, Lyons KD, et al. Family caregiver depressive symptom and grief outcomes from the ENABLE Ⅲ randomized controlled trial. J Pain Symptom Manage 2016; 52: 378-85

5) Duberstein PR, Maciejewski PK, Epstein RM, et al. Effects of the values and options in cancer care communication intervention on personal caregiver experiences of cancer care and bereavement outcomes. J Palliat Med 2019; 22: 1394-400

6) Fegg MJ, Brandstätter M, Kögler M, et al. Existential behavioural therapy for informal caregivers of palliative patients: a randomised controlled trial. Psychooncology 2013; 22: 2079-86

7) García JA, Landa V, Grandes G, et al. Effectiveness of "primary bereavement care" for widows: a cluster randomized controlled trial involving family physicians. Death Stud 2013; 37: 287-310

8) Goodkin K, Blaney NT, Feaster DJ, et al. A randomized controlled clinical trial of a bereavement support group intervention in human immunodeficiency virus type 1-seropositive and -seronegative homosexual men. Arch Gen Psychiatry 1999; 56: 52-9

9) Guldin MB, Vedsted P, Jensen AB, et al. Bereavement care in general practice: a cluster-randomized clinical trial. Fam Pract 2013; 30: 134-41

10） Haley WE, Bergman EJ, Roth DL, et al. Long-term effects of bereavement and caregiver intervention on dementia caregiver depressive symptoms. Gerontologist 2008; 48: 732-40

11） Hansen NB, Tarakeshwar N, Ghebremichael M, et al. Longitudinal effects of coping on outcome in a randomized controlled trial of a group intervention for HIV-positive adults with AIDS-related bereavement. Death Stud 2006; 30: 609-36

12） Holm M, Årestedt K, Öhlen J, et al. Variations in grief, anxiety, depression, and health among family caregivers before and after the death of a close person in the context of palliative home care. Death Stud 2020; 44: 531-9

13） Hudson P, Trauer T, Kelly B, et al. Reducing the psychological distress of family caregivers of home based palliative care patients: longer term effects from a randomised controlled trial. Psychooncology 2015; 24: 19-24

14） Jabre P, Tazarourte K, Azoulay E, et al. Offering the opportunity for family to be present during cardiopulmonary resuscitation: 1-year assessment. Intensive Care Med 2014; 40: 981-7

15） Kentish-Barnes N, Chevret S, Champigneulle B, et al. Effect of a condolence letter on grief symptoms among relatives of patients who died in the ICU: a randomized clinical trial. Intensive Care Med 2017; 43: 473-84

16） Lieberman MA, Yalom I. Brief group psychotherapy for the spousally bereaved: a controlled study. Int J Group Psychother 1992; 2: 117-32

17） Litz BT, Schorr Y, Delaney E, et al. A randomized controlled trial of an internet-based therapist-assisted indicated preventive intervention for prolonged grief disorder. Behav Res Ther 2014; 61: 23-34

18） MacKinnon CJ, Smith NG, Henry M, et al. Reconstructing meaning with others in loss: a feasibility pilot randomized controlled trial of a bereavement group. Death Stud 2015; 39: 411-21

19） McCorkle R, Robinson L, Nuamah I, et al. The effects of home nursing care for patients during terminal illness on the bereaved's psychological distress. Nurs Res 1998; 47: 2-10

20） Nam IS. Effects of psychoeducation on helpful support for complicated grief: a preliminary randomized controlled single-blind study. Psychol med 2016; 46: 189-95

21） Overbeek A, Korfage IJ, Hammes BJ, et al. Experiences with and outcomes of Advance Care Planning in bereaved relatives of frail older patients: a mixed methods study. Age Ageing 2019; 48: 299-306

22） Ringdal GI, Jordhøy MS, Ringdal K, et al. The first year of grief and bereavement in close family members to individuals who have died of cancer. Palliat Med 2001; 15: 91-105

23） Sandler I, Tein JY, Cham H, et al. Long-term effects of the Family Bereavement Program on spousally bereaved parents: grief, mental health problems, alcohol problems, and coping efficacy. Dev Psychopathol 2016; 28: 801-18

24） von Heymann-Horan A, Bidstrup P, Guldin MB, et al. Effect of home-based specialised palliative care and dyadic psychological intervention on caregiver anxiety and depression: a randomised controlled trial. Br J Cancer 2018; 119: 1307-15

25） Wenn JA, O'Connor M, Kane RT, et al. A pilot randomised controlled trial of metacognitive therapy for prolonged grief. BMJ Open 2019; 9: e021409

▌▌参考文献

a） Shear K, Frank E, Houck PR, et al. Treatment of complicated grief: a randomized controlled trial. JAMA 2005; 293: 2601-8

b） Wagner B, Knaevelsrud C, Maercker A. Internet-based cognitive-behavioral therapy for complicated grief: a randomized controlled trial. Death Stud 2006; 30: 429-53

c） 坂口幸弘, 恒藤暁, 柏木哲夫, 他. わが国のホスピス・緩和ケア病棟における遺族ケアの提供体制の現状. 心身医 2004; 44: 697-703

表 6　臨床疑問 1：採用文献の概要

著者（国）年	対象		介入		評価（尺度、介入効果）**			
	続柄、CGなど	死因*	内容	手段・形態・開始時期	抑うつ	悲嘆	不安	QOL
Bryant（オーストラリア）2014[1]	クリニックを受診したPGDの基準を満たす遺族、80名	病死(74%)	悲嘆に焦点を当てた認知行動療法＋曝露療法（対照群は、認知行動療法のみ実施）	・対面 ・グループ＋個人 ・死別後	BDI-II：CBT＋曝露群が低い	ICG：CBT＋曝露群が低い		WHOQOL-BREF 心理、社会：CBT＋曝露群が高い
Buck（アメリカ）2020[2]	CGまたはPTSDの診断基準を満たしていたホスピスの介護者、54名	ホスピスで死亡	ART	・対面 ・個人 ・死別後	CES-D：介入群の前後差が大きい	ICG：介入群の前後差が大きい		
Chow（香港）2019[3]	配偶者を亡くした遺族60歳以上、ICG>22、215名	慢性疾患など(94%が病死)	Dual Process Modelを適用した死別グループ（DPBGI）[対照群は喪失志向モデルの死別グループ（LOBGI）]	・対面 ・グループ ・死別後	HADS-D：DPBGI群が低い	ICG：DPBGI群が低い	HADS-A：DPBGI群が低い	
Dionne-Odom（アメリカ）2016[4]	家族介護者、44名	がん	The ENABLE CG Caregiver intervention(生前から60日以内に介入、遺族への電話) 早期群（診断から60日以内に介入開始）vs. 遅延群（診断から12週間以上に介入開始）	・電話 ・個人 ・生前・死後	CES-D：早期群が低い	PG-13（自己評価）：早期群が低い		
Duberstein（アメリカ）2019[5]	平均予後予測9～12カ月のステージ4の非血液がんまたはステージ3がん患、204名	がん	VOICE介入：患者と家族へのコーチング介入、がん治療に関する小冊子の提供とそれに関する疑問への対応、その対応を行うトレーニング（DVDや模擬授業）	・対面 ・患者と家族 ・生前	PHQ-9：介入群が低い	PG-13：介入群が低い	GAD（7カ月後）：介入群が低い	SF-12：介入群が高い
Fegg（ドイツ）2013[6]	緩和ケア患者の介護者、160名	がん等	実存的行動療法（EBT）：マインドフルネス、セルフケア、個人の価値など	・対面 ・グループ ・生前	BSI-D：介入群が低い		BSI-A：介入群が低い	SWLS, WHOQOL-BREF, QOL-NRS：介入群が高い
Garcia（スペイン）2013[7]	死別後3カ月以内の未亡人、遺族44名	自殺とAIDS以外	トレーニングを受けた家庭医によるケア（PBC）	・対面 ・個人 ・死別後		TRIGおよびGEI：介入群が低い		SF36：身体機能などは介入群が高い

（つづく）

表6 臨床疑問1：採用文献の概要 （つづき）

著者（国）年	対象		介入		評価（尺度, 介入効果）**			
	続柄, CG など	死因*	内容	手段 形態 開始時期	抑うつ	悲嘆	不安	QOL
Goodkin（アメリカ）1999[8]	死別した HIV-1 陽性の男性および陰性の男性, 166 名	AIDS	死別支援グループ介入	・対面 ・グループ ・死別後	HRSD：群間差なし	TIG：介入群が低い	HARS：群間差なし	
Guldin（デンマーク）2013[9]	死別した患者の近親者, 402 名	がん	GP/患者双方へのパンフレット送付	・送付 ・個人 ・死別後	BDI-II：介入群が低い	ICG-R：介入群が高い		
Haley（アメリカ）2008[10]	認知症患者の介護者, 254 名	認知症	カウンセリングとサポートグループ	・対面 ・個人と家族 ・生前	GDS：介入群が低い			
Hansen（アメリカ）2006[11]	愛する人と死別した HIV 陽性者, 267 名	AIDS	グループ・グリービング介入（半構造化認知行動療法＋サポートグループ）	・対面 ・グループ ・死別後		GRI：介入群が低い		FAHI：介入群が高い
Holm（スウェーデン）2020[12]	在宅緩和ケアにかかる家族介護者, 117 名	がん等	心理教育と家族介護者のニーズに合わせた支援	・対面 ・個人 ・生前	HADS-D：群間差なし	TRIG-II：介入群が低い	HADS-A：群間差なし	
Hudson（オーストラリア）2015[13]	在宅緩和ケアを受けていたがん患者の遺族, 300 名	がん	生前の家族介入（標準的な緩和ケア＋介入マニュアルに沿った心理教育など）介入形態によって3群に分類	・対面と電話 ・個人 ・生前	GHQ12（合計）：訪問と電話1回ずつの群が低い			
Jabre（フランス）2014[14]	救急医療機関で死別した遺族, 570 名	限定せず	心肺蘇生に立ち会う選択を与える	・対面 ・個人 ・生前	HADS-D：介入群が低い MINIによるうつ病エピソード評価：介入群が低い	ICG：介入群が低い	HADS-A：介入群が低い	
Kentish-Barnes（フランス）2017[15]	ICU で亡くなった患者の遺族, 242 名	病院で死亡	お悔やみの手紙	・手紙 ・個人 ・死別（2 週間）後	HADS-D：介入群が高い	ICG：介入群が高い		

（つづく）

表 6　臨床疑問 1：採用文献の概要（つづき）

著者（国）年	対象		介入		評価（尺度、介入効果）**			
	続柄、CG など	死因*	内容	手段形態開始時期	抑うつ	悲嘆	不安	QOL
Lieberman & Yaom（アメリカ）1992[16]	配偶者を亡くした遺族, 105 名	がん	喪失初期の簡易グループ心理療法	・対面 ・グループ ・死別後	Hopkins Symptom Checklist-D：介入群の前後差が小さい	独自のチェックリスト（Guilt, Anger, Grief）：群間差なし	Hopkins Symptom Checklist-A：介入群の前後差が小さい	
Litz（アメリカ）2014[17]	がんセンターで 3、4 カ月前に亡くなった患者の遺族（PGD 有）, 87 名	がん	セラピストによるオンラインセッション（HEAL）	・Web サイト、E-mail、電話 ・個人 ・死別後	BDI-II：介入群が低い	PG-13：介入群が低い	BAI：介入群が低い	
MacKinnon（カナダ）2015[18]	通常の悲嘆の遺族（CG 除外）, 26 名	大学病院で死亡	意味に基づいたグループカウンセリング（MBGC）	・対面 ・グループ ・死別後	CES-D：介入群が低い	RGEI および HGRC：介入群が低い	STAI：介入群が低い	
McCorkle（アメリカ）1998[19]	肺がん患者の配偶者, 46 組の夫婦	がん	看護師による OHC (oncology home care)、対照群として、SHC (standard home care) と OC (office care) の 2 群	・対面 ・患者と配偶者 ・生前	BSI-D：OHC 群が最も低い		BSI-A：OHC 群が最も低い	
Nam（韓国）2016[20]	死別支援センターでリクルートされた配偶者や友人を亡くした人, 42 名	自然死（76%）	心理社会的支援＋CG に関する心理教育	・対面 ・個人、集団 ・死後	CES-D：介入群が低い	ICG：介入群が低い		
Overbeek（オランダ）2019[21]	虚弱な老年患者, 39 名	限定せず	アドバンス・ケア・プランニング（ACP）	・対面 ・個人 ・生前	HADS-D：群間差なし		HADS-A：群間差なし	
Ringdal（ノルウェー）2001[22]	終末期のがん患者の家族, 434 名	がん	包括的緩和ケア	・対面 ・個人 ・生前・死後		TRIG：群間差なし		
Sandler（アメリカ）2016[23]	死別した配偶者と子供, 131 名	病死（72%）	家族死別プログラム（FBP）	・対面 ・個人 ・グループ（親と子供） ・死別後	BDI：介入群が低い（6 年後）	TRIG：介入群が低い（6 年後）		

（つづく）

表6 臨床疑問1：採用文献の概要（つづき）

著者（国）年	対象		介入		評価（尺度，介入効果）**			
	続柄，CGなど	死因*	内容	手段 形態 開始時期	抑うつ	悲嘆	不安	QOL
von Heymann-Horan（デンマーク）2018[24]	大学病院の腫瘍科に通院中の患者と家族，258名	がん	患者・家族のニーズベースの心理的介入と在宅専門緩和ケアの促進（Domus intervention）	・対面 ・患者と配偶者 ・生前から死別後	SCL-92（うつの下位尺度）：介入群が低い		SCL-92（不安の下位尺度）：介入群が低い	
Wenn（アメリカ）2019[25]	遷延性悲嘆症状を呈する遺族，22名	事故死以外（83%）	グループメタ認知悲嘆療法（MCGT）	・対面 ・グループ ・死別後	DASS-D：介入群が低い	PG-13：介入群が低い	DASS-A：介入群が低い	Q-LES-Q-18：介入群が高い

* 身体疾患による病因死が70%以上である文献のみを採用。割合が不明確の場合はレビュアーの協議のもとで判断した。割合が不明確の場合はレビュアーの協議のもとで判断した。

** 注意1：測定時期は介入後最も早い時期，注意2：抑うつ，悲嘆，不安は低いほど，QOLは高いほど，不安は低いほど，分散分析（群×時間の交互作用など），効果量など研究により異なる。

[尺度用語]

BAI：Beck Anxiety Inventory, BDI（-Ⅱ）：Beck Depression Inventory（-Ⅱ）, BSI（-A，-D）：Brief Symptom Inventory（-Anxiety, -Depression）, CES-D（CESD）：Center for Epidemiologic Studies Depression Scale, DASS21：The Depression Anxiety Stress Scales-21, DASS（-A，-D）：Depression Anxiety Stress Scale（-Anxiety, -Depression）, FAHI：Functional Assessment of HIV Infection, GAD：Generalized Anxiety Disorder, （R）GEI：（Revised）Grief Experience Inventory, GDS：Geriatric Depression Scale, GHQ12（28）：General Health Questionnaire 12（28）, GRI：Grief Reaction Index, HADS（-A，-D）：Hospital Anxiety and Depression Scale（-Anxiety, -Depression）, HARS：Hamilton Anxiety Raing Scale, HGRC：Hogan Grief Reaction Checklist, HRSD：Hamilton Rating Scale for Depression, ICG（-R）：Inventory of Complicated Grief（-Revised）, IES-R：Impact of Event Scale-Revised, NRS：Numerical Rating Scale, MINI：Mini-International Neuropsychiatric Interview, PG-13：Prolonged Grief-13, PHQ-9：Patient Health Questionnaire, Q-LES-Q-18：Quality of Life Enjoyment and Satisfaction Questionnaire-18, SCL-90-R：The Symptom Check List-90-R, SCL-92：Symptom Checklist-92, SF-12（36）：International Quality of Life Assessment Short Form-12（36）, SIGH-AD：The Structured Interview Guide for the Hamilton Anxiety and Depression rating scale, STAI：State-Trait Anxiety Inventory, SWLS：Satisfaction with Life Scale, TIG：Texas Inventory of Grief, TRIG：Texas Revised Inventory of Grief

[プログラム名：介入方法]

ART（Accelerated Resolusion Therapy）：トラウマ・遷延性悲嘆の治療として，目を左右に動かしながら出てきたストーリーに集中し，イメージの曝露などを行い，心理的苦痛の軽減や除去を図る介入。

DPBG（Dual Process model Bereavement Group Intervention）：Stroebe らの［二重過程モデル］（P15参照）の喪失志向の対処，回復志向の対処，揺らぎの3要素を扱うグループ介入。対照群は LOBGI（Loss-Oriented bereavement group intervention）で喪失志向の対処のみ。

The ENABLE（Educate, Nurture, Advice, Before Life-Ends）CG intervention：緩和ケア早期からのガイドブックを利用した看護師による医療者とのコミュニケーションを促進する生前からの介入。

The VOICE（Values and Options in Cancer Care）intervention：腫瘍医によるコーチングと電話による医療者とのコミュニケーションを促進する生前からの介入。

EBT（Existential behavioral therapy）：セルフケアの確立と人生の意味を見出すことに焦点を当てたグループ行動療法。

PBC（Primary Bereavement Care）：標準的な死別の介入方法が書かれたマニュアルを用い，関係性や心理教育的な支援に重点を置いた対面式の介入。

HEAL（Healthy Experiences After Loss）：インターネットを利用したセラピストによる認知行動療法による複雑性悲嘆の予防的介入。

MBGC（Meaning-Based Grief Counseling）：死別後の人生がより首尾一貫した意味のあるものになるように促すグループカウンセリング。

FBP（Family Bereavement Program）：死別後の親，子ども，青年の各集団に対して，グループと個人セッションを組み合わせた介入プログラム。

Domus intervention：患者のケアの焦点を病院から自宅や地域社会に移す臨床プログラム。

MCGT（Metacognitive Grief Therapy）：反芻など無益な思考プロセスに焦点を当て修正を行う長期の CG をかかえる人のためのグループ療法。

6 複雑性悲嘆の認知行動療法

　複雑性悲嘆（complicated grief）とは，死別後急性期にみられる激しい悲嘆が長期に持続し，強い心理的苦痛や社会機能の障害をきたしている状態である。ICD-11（2019）や DSM-5-TR（2022）で，遷延性悲嘆症（prolonged grief disorder）[1] として精神障害に位置づけられたことから，今後は医療での治療のニーズが高まることが予想される。

　複雑性悲嘆の治療では，本ガイドラインの臨床疑問をみるとわかるように，現在のところ薬物療法は十分な有効性が示されておらず，複雑性悲嘆に焦点化した認知行動療法が有効であることが報告されている[2]。これらの認知行動療法では，個人の対面の治療[3,4] や集団療法と個人療法を組み合わせたもの[5] やインターネットを利用したプログラム[6] などがある。

　ここでは，代表的なプログラムとして米国の Shear らが開発した複雑性悲嘆の認知行動療法（complicated grief treatment：CGT）[4] を紹介する。CGT は，対人関係療法，曝露療法，動機づけ面接の要素を含む治療で，悲嘆の愛着理論と二重過程モデル（dual process model）に基づいている。二重過程モデルは，悲嘆のプロセスにおいて，悲しみに向き合うこと（喪失過程）と新しい生活に取り組むこと（回復過程）の 2 つを行き来しつつ生活することが重要であるとしている[7]。

　CGT の実施前に治療者は，患者について複雑性悲嘆が主な問題であることと，他に優先治療すべき重篤な精神疾患や生活上の問題をかかえていないかを確認する必要がある。複雑性悲嘆を有する人では 75.2％がうつ病や心的外傷後ストレス障害（PTSD）などの併存疾患をかかえているとされている[8]。自殺行動を伴うなどの重度のうつ病や，侵入症状が著しい PTSD がある場合には悲嘆の治療に取り組むことは困難であるため，まずこれらの精神疾患の治療を行う必要がある。複雑性悲嘆の症状の評価では，重症度の評価が可能な自記式の評価尺度である Inventory of Complicated Grief（ICG）*などを用いることで治療の効果を確認することができる。

　CGT は週 1 回，計 16 回のセッションで，1 回の実施時間は 50～90 分である。セッション 1～3 では，まず治療者と患者の信頼関係をしっかり形成することが大切となる。CGT における治療者と患者の関係は，「共に歩む関係」であり，治療者は患者が自ら治療に取り組めるように温かく伴走する。そのためには，患者の過去の愛着関係，故人との関係，死別の状況，死別後の生活についてしっかり把握する必要がある。また，悲嘆について理解すること（心理教育），自分の悲嘆の変動やそのきっかけを知ること（悲嘆のモニタリング日誌），故人のいない生活のなかで自分の目標をみつけるこ

＊：ICG は Prigerson ら[9] によって作成された 19 項目 5 件法の自記式の尺度である。日本語版（P60 参照）は筆者らによって作成され，右記のウェブサイトから入手できる（http://plaza.umin.ac.jp/~jcgt/pages02_3/index.html）。Shear らは 30 点以上を治療対象としている。

と（目標ワーク）について学び，プログラムを通してこれらを実践する。複雑性悲嘆の患者は故人のことに没頭するあまり，他の愛着・養育関係にある人との関係が希薄になっていたり，また周囲の人から理解が得られていない場合がある。セッション3ではこのような重要な他者を招いて，複雑性悲嘆と治療について理解してもらい，共に歩む関係者になってもらう。

　セッション4〜9では，CGTの中核的な要素である再訪問（revisiting）が実施される。複雑性悲嘆の患者は，悲嘆のつらさから死の現実を受け入れることや死別にまつわる苦痛から回復することに対して回避しており，再訪問はそのような回避していることに自ら向き合ってもらうプログラムである。想像の再訪問（imaginal revisiting）は，亡くなったことを知った時のことを視覚的に想起してもらい，セッションのなかで語り，その録音を自宅で繰り返し聞いてもらう。このことによって，つらいことではあるけれども亡くなった事実を気持ちのうえでも認められるようになる。また，繰り返すことで激しい悲嘆の苦痛は徐々に和らいでいく。複雑性悲嘆の患者では故人のアルバムや遺品に触れることができなかったり，お墓参りにも行けないということがある。状況再訪問（situational revisiting）は，このような避けていることの階層表を作成し，1つずつ取り組んでいくことで，大切な人の思い出に触れることができるようにする。また，自分をいたわったり楽しい感情を味わうことを回避している人も多いため，例えば，好きな喫茶店に行くなど，喜びや楽しみを味わうことにも取り組んでもらう。悲嘆が統合された形になるためには，故人との永続的な絆を形成することが重要だと考えられているが，それを促進するものとして，想像上の会話（imaginal conversation）がある。想像上の会話では，故人に伝えたいことを話し，故人だったらどう言うだろうかということを想像して，故人になったつもりで答えてもらう。このエクササイズは，遺族が苦しむことが多い罪悪感を考え直すうえでも有用である。「助けられなくて申し訳ない」という気持ちを故人に伝える人が多いが，故人になって考えることで，故人は自分を責めてはいないということに気づくことができる。セッション10で治療の経過や変化について振り返りを行い，後半にどのようなプログラムを実施していくか決めていく。

　CGTは，前述した二重過程モデルに準拠した要素を構造化した形で組み入れた治療である。死別の苦痛に向き合うことは非常につらいことだが，回数が限定され構造化されたプログラムであるからこそ遺族は向き合うことができる。この治療は悲嘆のプロセスが進むことを助けるもので，そのため治療終了時には，回避していた悲しみをより強く感じることもある。しかし，悲しむことが病的なわけではない。故人だけでなく，周囲の大切な人とのつながりを回復し，自分の人生の意味を見出すことで，悲しみと共に前に進めるようになる。

（中島聡美）

■文　献
　1）金　吉晴. ICD-11におけるストレス関連症群と解離症群の診断動向. 精神経誌 2021; 123: 676-83
　2）Wittouck C, Van Autreve S, De Jaegere E, et al. The prevention and treatment of complicated

grief: a meta-analysis. Clin Psychol Rev 2011: 31: 69-78

3）Boelen PA, de Keijser J, van den Hout, et al. Treatment of complicated grief: a comparison between cognitive-behavioral therapy and supportive counseling. J Consult Clin Psychol 2007; 75: 277-84

4）Shear K, Frank E, Houck PR, et al. Treatment of complicated grief: a randomized controlled trial. JAMA 2005; 293: 2601-8

5）Bryant RA, Kenny L, Joscelyne A, et al. Treating prolonged grief disorder: a randomized clinical trial. JAMA Psychiatry 2014; 71: 1332-9

6）Wagner B, Knaevelsrud C, Maercker A. Internet-based cognitive-behavioral therapy for complicated grief: a randomized controlled trial. Death Stud 2006; 30: 429-53

7）Stroebe M, Schut H. The dual process model of coping with bereavement: rationale and description. Death Stud 1999; 23: 197-224

8）Simon NM, Shear KM, Thompson EH, et al. The prevalence and correlates of psychiatric comorbidity in individuals with complicated grief. Compr Psychiatry 2007; 48: 395-9

9）Prigerson HG, Maciejewski PK, Reynolds CF 3rd, et al. Inventory of Complicated Grief: a scale to measure maladaptive symptoms of loss. Psychiatry Res 1995; 59: 65-79

▌▌参考文献

1）https://prolongedgrief.columbia.edu/professionals/manual-tools/
（CGT のマニュアルは本稿執筆時点で翻訳中であり，英語版を上記から入手できる）

2）キャサリン・シア著．伊藤正哉，中島聡美 訳．遷延性悲嘆障害に対する複雑性悲嘆治療（CGT）．ウルリッヒ・シュニーダー，マリリン・クロワトル 編．前田正治，大江美佐里 監訳．トラウマ関連疾患心理療法ガイドブック–事例で見る多様性と共通性．誠信書房，東京，2017
（CGT についてのより詳しい説明は上記を参考にされたい）

3）長引く悲嘆に悩んでいる方へ　複雑性悲嘆のための心理療法（J-CGT，ENERGY）ウェブサイト http://plaza.umin.ac.jp/~jcgt/index.html
（日本での CGT の研修や研究については上記を参考にされたい）

Ⅲ章

精神心理的苦痛が強い遺族への治療的介入

コラム 6

公認心理師によるグリーフケアの実践

　グリーフとは，日本語で「悲嘆」を意味し，大切な人との死別などの喪失体験に基づいた深い悲しみなどのさまざまな感情の反応を指しています。悲嘆反応は，誰にでも起こりうる自然な反応ですが，人によっては感情の反応だけではなく，身体症状や社会的機能の障害として表れ，表現型は多様です。また，この反応は喪失対象との親密さと関連し，親密さがより大きいほど，より強いものと感じられたり，個人のなかで時間経過とともに感じ方が変化していくため，個別性が非常に高いことが知られています。

　名古屋市立大学病院（以下，当院）では，悲嘆に関して苦悩する人が気持ちのつらさに関して相談することができる「グリーフケア外来」を 2020 年 11 月に開設しました。本コラムでは，当院におけるグリーフケア外来での経験について紹介します。

　グリーフケアとは悲嘆に苦悩する人へ寄り添い支援することであり，喪失体験に接する機会がある全医療者に共通する普遍的な支援です。当院のグリーフケア外来では，公認心理師（以下心理師）がグリーフケアに従事しており，完全予約制の自由診療で行われています。このグリーフケア外来は，病院ホームページで広報されており，死因を問わず大切な人を亡くし，気持ちのつらさをかかえている遺族が自由にアクセスすることができる体制を整えています。

　外来を受診した遺族に，まず心理師が悲嘆に関する苦悩を自由に語ってもよいことを伝え，遺族の感情表出を促すとともに，遺族の語りを丁寧に聴きながら，主訴やこれまでの経緯を確認します。心理師はできるだけ遺族の語りを妨げないよう心がけて聴いていきますが，遺族の経験した喪失体験を完全に追体験することは困難であるため，遺族の気持ちを察し，その方に寄り添い支える姿勢を大切に臨んでいます。また，心理師は，遺族の語る感情や認知体験が，誰にでも起こりうる自然な反応であることや，悲嘆と向き合うには時間を要することを保証し，その人なりの悲嘆への取り組み方について話し合っていきます。遺族にとっては，自身の体験している悲嘆を語るプロセスが，深い悲しみの渦中にある言葉にならない喪失体験を見つめ直し，気持ちを整理していく時間につながっています。

　一方で，グリーフケアが提供されたとしても，遺族にとって喪失体験が心的な外傷体験として知覚され，言葉にすることで空虚感や罪責感，憤りなどの感情に直面し，一時的に遺族の苦悩を助長することがあります。そのため，当院での支援では，遺族の心理的な安全が確保された空間の提供と同時に，そのなかでその人自身の悲嘆と向き合うペースを尊重し，ケアを提供することを大切にしています。

　また，グリーフケア外来を受診する人のなかには，「新しい自己を見つけ出したい」「故人とのつながりについて新しい意味を見つけ出したい」などと，故人との関係性を語るなかから，遺族自身の悲嘆に関わる課題に主体的に取り組みたいと考える遺族もいます。こうした遺族には，遺族自身の課題の対処に焦点を当て，遺族が大切な人を失った世界でそ

の人なりに生きていくことを共に考える，カウンセリングの場も提供しています。カウンセリングでの具体的な営みはグリーフケアで行われている関わりと変わりませんが，遺族の変容のプロセスには長い月日を要すため，遺族と課題や目的を再共有し進めていくことになります。心理師は，遺族が悲嘆を見つめ直し，深い悲しみの世界と日常生活の現実世界を行き来しながら，その人なりの生きていく価値を再構築していくことを支えていきます。

　心理師が行っているこうしたグリーフケアにおいて，精神症状とその治療の必要性に関して，精神医学的な評価も併せて，継続的に行っています。遺族の希死念慮が切迫していたり，強い抑うつ症状を呈している場合，または複雑性悲嘆反応が遷延している場合には，遺族に精神症状の治療を受ける必要性を説明し，当院精神科で治療が受けられるよう調整を行っています。精神科医と定期的に連携を図りながら，薬物療法や入院治療などが必要な遺族を見落とさず，適切な治療を受けることができるよう常に心がけ支援に従事しています。

　当院で心理師が行っているグリーフケアの実践について紹介しました。遺族のなかには悲嘆に関する苦悩を自由に表出することができる場が限られている人がいます。医療者は遺族の心理的な安全が確保され，遺族のペースで悲嘆を自由に語ることができる環境を提供することが求められています。医療者は長期にわたり寄り添い支えていく心構えをもち，それと並行して，遺族のニーズや精神症状を評価しながら支援することが大切であると考えています。

（伊藤嘉規）

Ⅲ章

精神心理的苦痛が強い遺族への治療的介入

臨床疑問 2

がん等の身体疾患によって重要他者を失った（病因死）18 歳以上の
成人遺族が経験する精神心理的苦痛に対して，向精神薬を投与する
ことは推奨されるか？

臨床疑問 2a
がん等の身体疾患によって重要他者を失った（病因死）18 歳以上の成人遺族が経験する
<u>うつ病</u>に対して，向精神薬を投与することは推奨されるか？

▶ 推奨文

がん等の身体疾患によって重要他者を失った（病因死）18 歳以上の成人遺族が経験す
る<u>うつ病による抑うつ症状</u>の軽減を目的として，抗うつ薬を投与することを提案する。

■推奨の強さ：2（弱い）
■エビデンスの確実性：C（弱い）

【採用文献の概要：臨床疑問 2a】
　本臨床疑問に関する臨床研究としては，無作為化比較試験が 2 件[1,2]，比較群のない
前後比較試験が 3 件[3-5]あった。採用文献 1,2,5 は DSM-Ⅳ，採用文献 3 は DSM-Ⅳ-TR，
採用文献 4 はハミルトンうつ病評価尺度スコア 15 点以上にてうつ病と評価している。
なお，DSM-Ⅳ，DSM-Ⅳ-TR のうつ病の評価基準については現行の DSM-5 と同様であ
る。採用文献の概要を**表 7**（P90）に示す。
　Reynolds 3rd ら[1]は，重要他者の喪失の 6 カ月前または 12 カ月後に大うつ病エピソー
ドが始まった 50 歳以上の成人遺族 80 名を対象として，効果判定にハミルトンうつ病
評価尺度を用いて，三環系抗うつ薬ノルトリプチリン（平均投与量 33.9 mg/日）の効
果を 16 週間の無作為化比較試験で検証した。ノルトリプチリン群 25 名，ノルトリプ
チリン＋対人関係療法群 16 名，プラセボ群 22 名，プラセボ＋対人関係療法群 17 名の
4 グループの比較試験であった。ノルトリプチリン群は，プラセボ群と比べて，ハミ
ルトンうつ病評価尺度の 50% 以上減少率が有意に高かった（56.0% vs. 45.5%）。また，
ノルトリプチリン群は脱落率が 28.0% で，プラセボ群の 18.2% と比べて高値だった。
　Shear ら[2]は，複雑性悲嘆質問票 30 点以上の 18 歳以上の成人遺族 395 名を対象と
し，抗うつ薬の選択的セロトニン再取り込み阻害薬シタロプラム（本邦未承認）の効
果を無作為化比較試験で検証した。シタロプラム群 101 名，シタロプラム＋複雑性悲
嘆治療（修正対人関係心理療法に PTSD に対する認知・行動療法に基づく技術を加え
た治療法）群 99 名，プラセボ群 99 名，プラセボ＋複雑性悲嘆治療群 96 名の 4 グルー
プの比較試験であった。主な尺度として簡易抑うつ症状尺度を用いた。シタロプラム
群とプラセボ群を比較した場合，介入 12, 20 週間後の抑うつ症状の程度に有意差は認
められなかった。シタロプラム＋複雑性悲嘆治療群 99 名は，プラセボ＋複雑性悲嘆治

療群 96 名と比べて，介入 20 週間後の抑うつ症状の程度は有意に軽減された。シタロプラムによる重大な有害事象は認められなかった。

　Hensley ら[3]は，重要他者の喪失の 1 カ月前または 12 カ月後に大うつ病エピソードが始まった 18 歳以上の成人遺族 30 名を対象とし，抗うつ薬の選択的セロトニン再取り込み阻害薬エスシタロプラム（平均投与量 10.0 mg/日）の効果を，ハミルトンうつ病評価尺度，モンゴメリー・アスベルグうつ病評価尺度，複雑性悲嘆質問票を用いて，12 週間の比較群のない前後比較試験で検証した。効果量が特に大きかったハミルトンうつ病評価尺度，モンゴメリー・アスベルグうつ病評価尺度では 50% 以上の改善を認めた。治療早期に，頭痛，嘔気などの有害事象で 3 名が脱落した。

　Pasternak ら[4]は，重要他者の喪失後に大うつ病エピソードが始まった高齢の成人遺族 13 名を対象とし，三環系抗うつ薬ノルトリプチリン（平均投与量 49.2 mg/日）の効果を，比較群のない前後比較試験で検証した。主な尺度として，抑うつ症状はハミルトンうつ病評価尺度，ベック抑うつ調査票を用いた。複数の抑うつ症状の評価尺度の有意な改善を認めた。治療継続困難な有害事象は認めなかった。

　Zisook ら[5]は，重要他者の喪失 8 週間以内で，喪失後から大うつ病エピソードが始まった成人遺族22名を対象とし，抗うつ薬のノルエピネフリン・ドーパミン再取り込み阻害薬であるブプロピオン SR（150 〜 300 mg/日）（本邦未承認）の効果を 12 週間の比較群のない前後比較試験で検証した。主な尺度として，ハミルトンうつ病評価尺度を用いた。抑うつ症状，複数の悲嘆の評価尺度の有意な改善を認め，口喝，頭痛，不眠などの有害事象を 20 名で認め，4 名が脱落した。

臨床疑問 2b

がん等の身体疾患によって重要他者を失った（病因死）18 歳以上の成人遺族が経験する<u>複雑性悲嘆</u>に対して，向精神薬を投与することは推奨されるか？

▶ 推奨文

がん等の身体疾患によって重要他者を失った（病因死）18 歳以上の成人遺族が経験する<u>複雑性悲嘆</u>の軽減を目的として，抗うつ薬等の向精神薬を<u>投与しない</u>ことを提案する。

■推奨の強さ：2（弱い）
■エビデンスの確実性：C（弱い）

〈複雑性悲嘆とは？〉
死別後，故人への思慕やとらわれなどが長期間継続し，日常生活に支障をきたした状態を複雑性悲嘆という。
（Ⅲ章-1「診断と評価」参照）

【採用文献の概要：臨床疑問 2b】

　本臨床疑問に関する臨床研究としては，無作為化比較試験が 1 件[2]，比較群のない前後比較試験が 2 件[4,5]あった。

　Shear ら[2]は，複雑性悲嘆質問票 30 点以上の 18 歳以上の成人遺族 395 名を対象とし，抗うつ薬の選択的セロトニン再取り込み阻害薬シタロプラム（本邦未承認）の効果を無作為化比較試験で検証した。シタロプラム群 101 名，シタロプラム＋複雑性悲嘆治療（修正対人関係心理療法に PTSD に対する認知・行動療法に基づく技術を加えた治療法）群 99 名，プラセボ群 99 名，プラセボ＋複雑性悲嘆治療群 96 名の 4 グループの比較試験であった。主な尺度として複雑性悲嘆質問票を用いた。シタロプラム群とプラセボ群を比較した場合，介入 12，20 週間後の複雑性悲嘆の程度に有意差は認められなかった。シタロプラム＋複雑性悲嘆治療群 99 名は，プラセボ＋複雑性悲嘆治療群 96 名と比べて，介入 20 週間後の複雑性悲嘆の程度に有意差は認めなかった。シタロプラムによる重大な有害事象は認められなかった。

　Pasternak ら[4]は，重要他者の喪失後に大うつ病エピソードが始まった高齢の成人遺族 13 名を対象とし，三環系抗うつ薬ノルトリプチリン（平均投与量 49.2 mg/日）の効果を，比較群のない前後比較試験で検証した。主な尺度として，典型的な悲嘆の認知調査票，ヤコブ悲嘆強度を用いた。複数の悲嘆の評価尺度では改善を認めなかった。治療継続困難な有害事象は認めなかった。

　Zisook ら[5]は，重要他者の喪失 8 週間以内で，喪失後から大うつ病エピソードが始まった成人遺族 22 名を対象とし，抗うつ薬のノルエピネフリン・ドーパミン再取り込み阻害薬であるブプロピオン SR（150 ～ 300 mg/日）（本邦未承認）の効果を 12 週間の比較群のない前後比較試験で検証した。主な尺度として，複雑性悲嘆は Typical beliefs questionnaire，複雑性悲嘆質問票を用いた。複数の悲嘆の評価尺度の有意な改善を認めた。口喝，頭痛，不眠などの有害事象を 20 名で認め，4 名が脱落した。

【解説：臨床疑問 2a/2b】

　成人遺族が経験する精神心理的苦痛に対して向精神薬を用いることは臨床現場で一般的に行われている。King ら[a]の後ろ向きコホート試験においても，その使用頻度の高さが報告されている。がんで亡くなる 6 カ月前にがんと診断された配偶者またはパートナーを喪失した 15,748 名は，喪失を経験していない 76,381 名と比較して，喪失の前後から開業医への通院，抗うつ薬・催眠薬の処方の割合が有意に高かった。一方，Zisook ら[b]は，Shear ら[2]の無作為化比較試験を死因で二次解析して，シタロプラムの服薬遵守率を検証した。自殺による遺族の 12 週間のシタロプラムの服薬遵守率は 35.7％で，事故/他殺による遺族の 50.0％，自然死による遺族の 79.4％と比べて有意に低かった。

　今回成人遺族が経験する精神心理的苦痛への向精神薬の有用性を検証した研究についてシステマティックレビューを行った結果，抗うつ薬の有用性を検証した研究のみであった。抑うつ症状に対する抗うつ薬の有用性を検証した無作為化比較試験は 2 件（有効 1 件，無効 1 件），比較群のない前後比較試験は 3 件（有効 3 件，無効 0 件）であった。複雑性悲嘆に対する抗うつ薬の有用性を検証した無作為化比較試験は 1 件（有効 0 件，無効 1 件），比較群のない前後比較試験は 2 件（有効 1 件，無効 1 件）であった。

　本臨床疑問での無作為化比較試験のエビデンスの確実性の評価であるが，全体的にエビデンスの確実性の高い研究が少なかった。そのため，全体として非直接性のドメインは研究の質に応じて中ないし高が妥当と考えた。採用文献2はコンシールメントの記載がなかったためエビデンスの確実性を一段下げる必要があると考えた。採用文献1は，コンシールメントの記載がなく，intention to treat（ITT）解析を実施していないため，採用文献2よりエビデンスの確実性をさらに一段下げる必要があると考えた。

　抗うつ薬の種類に関して，無作為化比較試験で選択されていたシタロプラムは本邦未承認，ノルトリプチリンは本邦では実臨床の場での現在の使用は比較的少ない。ただし，採用文献3で使用されたエスシタロプラムは，シタロプラムの光学異性体で，本邦で「うつ病・うつ状態」で承認されており，採用文献1, 2の無作為化比較試験の結果と，複数の前後比較試験の結果から，推奨レベルは低いものの投与を提案すると判断した。本臨床疑問の採用文献の対象者は主に重要他者の喪失前後に大うつ病のエピソードが始まった遺族であるが，うつ病の特徴に関しては言及されていないために，抗うつ薬の投与は個々の患者の状態に応じて判断する必要がある。複雑性悲嘆に対して抗うつ薬の効果を評価した研究も同様に限られており，採用文献2の結果からは投与は推奨しないと判断した。

　したがって，本ガイドラインでは，がん等の身体疾患によって重要他者を失った（病因死）18歳以上の成人遺族が経験する精神心理的苦痛に対して，抑うつ症状の軽減を目的として抗うつ薬を投与することは提案するが，複雑性悲嘆の軽減を目的として抗うつ薬等の向精神薬を投与しないことを提案する。

　なお一般的な薬物療法に関する使用方法については，Ⅲ章-7「一般的な薬物療法，特に向精神薬の使い方について」を参照されたい。また抑うつ状態と複雑性悲嘆の状態か判断が難しい時は，複雑性悲嘆に詳しい専門家へ相談するとよい。

（阪本　亮，蓮尾英明）

■文　献

1) Reynolds CF 3rd, Miller MD, Pasternak RE, et al. Treatment of bereavement-related major depressive episodes in later life: a controlled study of acute and continuation treatment with nortriptyline and interpersonal psychotherapy. Am J Psychiatry 1999; 156: 202-8
2) Shear MK, Reynolds CF 3rd, Simon NM, et al. Optimizing treatment of complicated grief: a randomized clinical trial. JAMA Psychiatry 2016; 73: 685-94
3) Hensley PL, Slonimski CK, Uhlenhuth EH, et al. Escitalopram: an open-label study of bereavement-related depression and grief. J Affect Disord 2009; 113: 142-9
4) Pasternak RE, Reynolds CF 3rd, Schlernitzauer M, et al. Acute open-trial nortriptyline therapy of bereavement-related depression in late life. J Clin Psychiatry 1991; 52: 307-10
5) Zisook S, Shuchter SR, Pedrelli P, et al. Bupropion sustained release for bereavement: results of an open trial. J Clin Psychiatry 2001; 62: 227-30

■参考文献

a) King M, Vasanthan M, Petersen I, et al. Mortality and medical care after bereavement: a general practice cohort study. PLoS One 2013; 8: e52561
b) Zisook S, Shear MK, Reynolds CF, et al. Treatment of complicated grief in survivors of suicide loss: a HEAL report. J Clin Psychiatry 2018; 79: 17m11592

Ⅲ章

精神心理的苦痛が強い遺族への治療的介入

表7　臨床疑問2：採用文献の概要

著者（国）年	研究デザイン	対象者	死別の原因	死別からの平均年数	介入方法	測定項目	結果
Reynolds 3rd CF（アメリカ）1999[1]	無作為化比較試験	重要他者の喪失の6カ月前または12カ月後に大うつ病エピソードが始まった50歳以上の成人遺族80名	限定せず	8カ月前後	・三環系抗うつ薬ノルトリプチリン（平均投与量33.9 mg／日）の効果を16週間の無作為化比較試験で検証・ノルトリプチリン群25名、ノルトリプチリン対人関係療法群16名、プラセボ群22名、プラセボ＋対人関係療法群17名の4グループの比較試験	うつ	・ノルトリプチリン群は、プラセボ群と比べて、ハミルトンうつ病評価尺度の50%以上減少率が有意に高かった（56.0% vs. 45.5%）・ノルトリプチリン群は脱落率が28.0%で、プラセボ群の18.2%と比べて高値だった
Shear MK（アメリカ）2016[2]	無作為化比較試験	複雑性悲嘆質問票30点以上の18歳以上の成人遺族395名	疾患64.6% 事故14.7% 自殺14.7% 殺人4.1% など	4.7年	・シタロプラム（本邦未承認）の効果を20週間の無作為化比較試験で検証・シタロプラム群101名、シタロプラム＋複雑性悲嘆治療群99名、プラセボ群99名、プラセボ＋複雑性悲嘆治療群96名の4グループの比較試験	うつ 複雑性悲嘆	・シタロプラム群とプラセボ群を比較した場合、介入12, 20週間後のうつ症状、複雑性悲嘆の程度に有意差は認められなかった・シタロプラム＋複雑性悲嘆治療群96名と比べて、介入20週間後の抑うつ症状の程度は有意に軽減されたが、複雑性悲嘆の程度に有意差は認めなかった・シタロプラムに重大な有害事象を認めなかった
Hensley PL（アメリカ）2009[3]	比較群のない前後比較試験	重要他者の喪失の1カ月前または12カ月後に大うつ病エピソードが始まった18歳以上の成人遺族30名	限定せず	1年以内	・エスシタロプラム（平均投与量10.0 mg／日）の効果を12週間の比較群のない前後比較試験で検証	うつ	・効果量が特に大きかったハミルトンうつ病評価尺度、モンゴメリーアスベルグうつ評価尺度では50%以上の改善を認めた・治療早期に、頭痛、嘔気などの有害事象で3名が脱落した
Pasternak RE（アメリカ）1991[4]	比較群のない前後比較試験	重要他者の喪失後にうつ病エピソードが始まった高齢の成人遺族13名	限定せず	11.8カ月	・ノルトリプチリン（平均投与量49.2 mg／日）の効果を比較群のない前後比較試験で検証	うつ 複雑性悲嘆	・複数の抑うつ症状の評価尺度の有意な改善を認めたが、複数の悲嘆の評価尺度では改善を認めなかった・治療継続困難な有害事象は認めなかった
Zisook S（アメリカ）2001[5]	比較群のない前後比較試験	重要他者の喪失8週間以内で、喪失後から大うつ病エピソードが始まった成人遺族22名	限定せず	2カ月以内	・ブプロピオンSR（150〜300 mg／日）（本邦未承認）の効果を12週間の比較群のない前後比較試験で検証	うつ 複雑性悲嘆	・抑うつ症状、複雑性悲嘆の悲嘆の有意な改善を認め、両者の相関は比較的高かった・口喝、頭痛、不眠などの有害事象を20名で認め、4名が脱落した

7 一般的な薬物療法，特に向精神薬の使い方について

　一言で向精神薬といっても，さまざまなものが含まれる。具体的な例としては，統合失調症の幻覚，妄想などを主たる標的症状として用いられる抗精神病薬，双極性障害の気分の安定化のために用いられる気分安定薬，そしてうつ病に対する抗うつ薬，不安感や焦燥感を緩和するために用いられる抗不安薬，そして不眠に対して用いられる睡眠薬などがその代表である。当然，標的としている症状が異なるために，個々の薬剤は異なる薬理作用を有し，同時に異なる副作用のプロフィールを有する。一般的に向精神薬を用いる場合には，医学的な適応に加え，他の医療行為同様に，患者の意向などを踏まえたうえで，患者の身体状態，併用薬などさまざまな点を勘案して，適切なインフォームド・コンセントのもとで治療を提供する。

　本ガイドラインでは，遺族に対して，うつ病による抑うつ症状の軽減を目的とした抗うつ薬の投与に関しては推奨されるが，それ以外の状況においては，薬物療法の使用が推奨されないという内容になっている。しかし，実臨床の現場では，その使用には個別性があり，またさまざまな例外も存在することを紹介しておきたい。

　まずうつ病に対する薬物療法であるが，治療薬として選択される薬剤の中心は抗うつ薬である。抗うつ薬に関しては，個々の薬剤で効果に差があることも示唆されているが，個別に厳密に使い分けるほど大きな差異はなく，多くのガイドラインで特にいずれかの薬剤を推奨するような状況にはない。一般的には三環系・四環系抗うつ薬ではなく，安全性が高い，選択的セロトニン再取り込み阻害薬，セロトニン・ノルアドレナリン再取り込み阻害薬，ノルアドレナリン作動性・特異的セロトニン作動性抗うつ薬，セロトニン再取り込み阻害・セロトニン受容体調節薬などの新しい世代の抗うつ薬が推奨される[1-5]。実際には受診する遺族の多くの症例に不安感や焦燥感，睡眠障害が併存し，睡眠障害のなかでも不眠は極めて頻度が高い（非定型な症状として過眠も1割程度の症例にはみられることがある）。そして抗うつ薬が効果をもたらすには早くとも数週間の期間を要することなどを踏まえる必要がある。一般的に抗うつ薬は効果が発現した用量で，改善した後も4〜9カ月程度は継続して漸減する方法が推奨される[5]。また最近の研究では，多くの抗うつ薬は，承認用量の下限の量で効果と副作用のバランスが最適であることも示されているため，承認用量の最高用量への増量は不要である可能性がある（例外：ベンラファキシン75 mgより150 mgのほうが優る）[6,7]。

　不安感や焦燥感，不眠が同時に存在する場合には，治療初期の短期間（概ね1カ月程度）においては，抗不安薬や睡眠薬〔あるいは催眠鎮静作用が強い抗うつ薬であるトラゾドン（注：不眠に対しては適応外）〕などが併用されることも一般的である。ベンゾジアゼピン系薬に関しては，治療初期に抗うつ薬と併用することで治療効果が早く発現することがメタアナリシスで示されている[8]。一方，遺族に多い高齢者に対し

ては，転倒リスクが増加するため，睡眠薬を含めてベンゾジアゼピン系薬の使用は推奨されず，こういった場合の不眠には，メラトニン受容体作動薬やオレキシン受容体拮抗薬が推奨される。なお，非ベンゾジアゼピン系といわれる Z-drug も転倒リスクは上昇するため，転倒のハイリスク群である高齢者には，やはり第一選択薬にはしにくい[9,10]。そして，これら薬剤に関しては，症状を観察しながら，改善すれば，可能な範囲で早期に減量，中止していくという考え方が一般的である。しかし，実際には，うつ症状が改善しても，睡眠薬を中止すると不眠が再燃することもあるため，減量が困難なこともある。こういった状況においても，不眠が改善した場合には，再度減量，中止を試み，また不眠に対する認知行動療法的アプローチや心理的なサポートも併用することが推奨される。睡眠薬の使用に関しては，日本睡眠学会が編纂した「睡眠薬の適正な使用と休薬のための診療ガイドライン−出口を見据えた不眠医療マニュアル」が参考になる（http://jssr.jp/data/guideline.html）[11]。なお，このガイドラインが発刊されたのは2013年であり，その後発売されたオレキシン受容体拮抗薬については含まれていないことに留意したい。

（明智龍男）

■文　献

1) Lam RW, Kennedy SH, Parikh SV, et al: Canadian Network for Mood and Anxiety Treatments（CANMAT）2016 Clinical Guidelines for the Management of Adults with Major Depressive Disorder: Introduction and Methods. Can J Psychiatry 2016; 61: 506-9

2) MacQueen GM, Frey BN, Ismail Z, et al: Canadian Network for Mood and Anxiety Treatments（CANMAT）2016 Clinical Guidelines for the Management of Adults with Major Depressive Disorder: Section 6. Special Populations: Youth, Women, and the Elderly. Can J Psychiatry 2016; 61: 588-603

3) National Institute for Health and Care Excellence. Depression in adults: recognition and management. Clinical guideline. 2009. last updated 2021

4) American Psychiatric Association. Practice guideline for the treatment of patients with major depressive disorder, third edition. Am J Psychiatry 2010; 167 Suppl: 1-118

5) 気分障害の治療ガイドライン作成委員会 編．日本うつ病学会治療ガイドライン：Ⅱ．うつ病（DSM-5）/大うつ病性障害 2016．2016

6) Furukawa TA, Salanti G, Cowen PJ, et al: No benefit from flexible titration above minimum licensed dose in prescribing antidepressants for major depression: systematic review. Acta Psychiatr Scand 2020; 141: 401-9

7) Furukawa TA, Cipriani A, Cowen PJ, et al: Optimal dose of selective serotonin reuptake inhibitors, venlafaxine, and mirtazapine in major depression: a systematic review and dose-response meta-analysis. Lancet Psychiatry 2019; 6: 601-9

8) Ogawa Y, Takeshima N, Hayasaka Y, et al: Antidepressants plus benzodiazepines for adults with major depression. Cochrane Database Syst Rev 2019; 6: Cd001026

9) Tamiya H, Yasunaga H, Matusi H, et al: Hypnotics and the occurrence of bone fractures in hospitalized dementia patients: a matched case-control study using a national inpatient database. PLoS One 2015; 10: e0129366

10) Tom SE, Wickwire EM, Park Y, et al: Nonbenzodiazepine sedative hypnotics and risk of fall-related injury. Sleep 2016; 39: 1009-14

11) 厚生生労働科学研究・障害者対策総合研究事業「睡眠薬の適正使用及び減量・中止のための診療ガイドラインに関する研究班」および日本睡眠学会・睡眠薬使用ガイドライン作成ワーキンググループ 編．睡眠薬の適正な使用と休薬のための診療ガイドライン−出口を見据えた不眠医療マニュアル−．2013

IV章
資　料

1 ガイドライン作成過程

1 概　要

　本ガイドラインは，日本サイコオンコロジー学会ガイドライン策定委員会，遺族ケアガイドライン小委員会が，Minds 診療ガイドライン作成マニュアル Ver. 2.0（2016.03.15）および 2017 に従って作成した。

　まず遺族ケアガイドライン小委員会においてガイドラインの全容および臨床疑問案について検討し，SCOPE を作成した。作成した SCOPE について，外部評価委員 4 名（腫瘍内科医 1 名，緩和ケア医 1 名，看護師 1 名，患者代表 1 名）の評価を受け，その結果を踏まえて最終版を作成した。

　採用された臨床疑問ごとに 2 名の担当者を割り当て，各担当者が独立してシステマティックレビューを行うとともに，推奨文および推奨の強さ，エビデンスの確実性，解説文の草案を作成した。作成された草案について遺族ケアガイドライン小委員会で検討し，原案を作成した。原案について各関連学会および患者団体の代表者が，インターネットアンケートシステムを用いたデルファイ法に従って討議を行い，最終案を作成した。

　ガイドライン全体の原稿が揃った時点で，外部評価委員に全体を通した評価を依頼し，その結果を踏まえてガイドラインの最終版を確定した。

2 臨床疑問の設定

　I 章「はじめに」で示した「ガイドライン作成の経緯と目的」および「ガイドラインの使用上の注意」に記述した内容に添うように，「診療ガイドラインがカバーする内容に関する事項」「システマティックレビューに関する事項」，および「推奨作成から最終化，公開までに関する事項」からなる SCOPE をあらかじめ作成し，重要臨床課題に沿った 2 件の臨床疑問を定めた（表 1）。

表 1　重要臨床課題と臨床疑問

重要臨床課題：「遺族が経験する精神心理的苦痛の治療・ケア」
臨床疑問 1：がん等の身体疾患によって重要他者を失った（病因死）18 歳以上の成人遺族が経験する，臨床的関与が必要な精神心理的苦痛に対して，非薬物療法を行うことは推奨されるか？
臨床疑問 2：がん等の身体疾患によって重要他者を失った（病因死）18 歳以上の成人遺族が経験する精神心理的苦痛に対して，向精神薬を投与することは推奨されるか？

3　システマティックレビュー

　一般財団法人国際医学情報センター EBM 研究センターに依頼し，臨床疑問ごとに文献検索を行った。文献の検索は Cochrane Library の Cochrane Central Register Controlled Trials（CENTRAL）と Cochrane Database of Systematic Reviews（CDSR），MEDLINE（PubMed），American Psychological Association（APA）PsycInfo（臨床疑問 1 のみ追加で実施），医学中央雑誌（医中誌）Web データベースを用いて行い，臨床疑問に合わせた検索式から抽出された 2020 年 5 月 31 日（臨床疑問 1），9 月 15 日（臨床疑問 2）までのすべての論文を対象とした。このようにしてデータベースから収集された文献に加え，ハンドサーチによって得られた関連文献も適宜包含した。

　ただし，臨床疑問 1 では，プレサーチの結果から英文・和文を合わせると相当数の論文が該当することが想定されたため，質の高い研究のみをシステマティックレビューの対象とすることとした。具体的には，抄録から判断できる質の高さの基準として，無作為化比較試験のみに限定した。

　各文献の評価は，2 名の担当者が独立して行った。2 名の意見が不一致であった場合は，協議により決定した。

　一次スクリーニングとしては，すべての臨床疑問について，「18 歳以上」を対象とすることを共通の基準として，そのうえで，各臨床疑問に合致した条件（**表 2**）を加味した検索式を作成し，データベースから文献を収集するとともに，ハンドサーチにより関連する文献を追加し，その文献のタイトルおよび抄録を独立した 2 名の担当者が合致した文献か否かを判断し文献を選択した。2 名の意見が不一致であった場合は，協議により決定した。

　次いで，二次スクリーニングとして，独立した 2 名の担当者が，一次スクリーニングで選択された文献の全文を取り寄せて内容を精査し，各臨床疑問の二次スクリーニングの基準に沿って PICO〔P：患者（Patient），I：介入（Intervention），C：比較対象（Control），O：結果（Outcome）〕の項目ごとに評価した（**表 3**）。2 名の意見が不一致であった場合は，協議により決定した。

　各文献について上記の表 3「各臨床疑問の二次スクリーニングの基準」により PICO の項目ごとの A，B，C 評価を行い，すべての項目で A 判定の文献を基に下記のエビデンスの確実性の判断を行うこととした。

　身体疾患による病因死によって重要他者を失った遺族を対象とした文献がない，もしくは極めて少ない場合は，それ以外の死因によって重要他者を失った遺族を対象とした文献にまで広げてエビデンスの確実性の判定を行った。

表 2　各臨床疑問の一次スクリーニングの条件

全臨床疑問共通	18 歳以上
臨床疑問 1（非薬物療法）	共通基準＋がん等の身体疾患で重要他者を失った遺族に関する研究
臨床疑問 2（向精神薬）	共通基準＋がん等の身体疾患で重要他者を失った遺族に関する研究

表3　各臨床疑問の二次スクリーニングの基準

全臨床疑問共通	P：臨床疑問ごとに決定 I：臨床疑問ごとに決定 C：対照群（無作為化比較試験の場合） 　A1　通常治療またはプラセボ 　A2　活性プラセボ程度の介入（パンフレットの配布など，脱落を防ぐ工夫） 　B　　情報不足 　C　　妥当ではない：薬物療法，活性と考えられる非薬物療法 O：臨床疑問ごとに決定
臨床疑問1	P：18歳以上のがん等の身体疾患によって重要他者を失った（病因死）遺族であること 　A1　妥当 　A2　身体疾患による病因死，その他の原因による死亡（外因死）混在の場合，身体疾患による病因死が70%以上 　A3　年齢混在の場合，18歳以上が80%以上 　B　　情報不足 　C　　妥当ではない
臨床疑問2	P：18歳以上のがん等の身体疾患によって重要他者を失った（病因死）遺族であること 　A1　妥当 　A2　身体疾患による病因死，その他の原因による死亡（外因死）混在の場合，身体疾患による病因死が70%以上 　A3　年齢混在の場合，18歳以上が80%以上 　B　　情報不足 　C　　妥当ではない
臨床疑問1	I：非薬物療法 　A　　非薬物療法 　B　　情報不足 　C　　妥当ではない
臨床疑問2	I：向精神薬 　A1　抗うつ薬 　A2　抗不安薬 　A3　睡眠薬 　A4　抗精神病薬 　A5　A1～A4（どれかを記載する）＋対照群と同じ介入 　B　　情報不足 　C　　妥当ではない：多剤併用など
臨床疑問1	O：抑うつ，悲嘆，不安，うつ病，QOL，心的外傷後成長 　A1　信頼性・妥当性の確立した方法で上記状態や疾患が評価されている 　A2　A1に該当しない調査方法などで，全般的評価が行われている 　B　　情報不足 　C　　妥当ではない
臨床疑問2	O：抑うつ，悲嘆，不安，うつ病，心的外傷およびストレス因関連障害，持続性複雑死別障害の診断・重症度評価 　A1　信頼性・妥当性の確立した方法で上記状態や疾患が評価されている 　A2　A1に該当しない調査方法などで，全般的評価が行われている 　B　　情報不足 　C　　妥当ではない

妥当性の検証

　採用された臨床疑問ごとに2名の担当者を割り当て，各担当者が独立してシステマティックレビューを行うとともに，各臨床疑問担当者（臨床疑問1については，さらに2名が参加した）が推奨文および推奨の強さ，エビデンスの確実性，解説文の草案を作成した。作成された草案について遺族ケアガイドライン小委員会で検討し，原案を作成した。

　原案の妥当性について，関連17学会（日本緩和医療学会，日本がん看護学会，日本癌学会，日本がんサポーティブケア学会，日本癌治療学会，日本在宅医療連合学会，日本総合病院精神医学会，日本臨床腫瘍学会，日本グリーフ＆ビリーブメント学会，日本心理臨床学会，日本心理学会，日本心不全学会，日本心療内科学会，日本心身医学会，日本死の臨床研究会，日本ホスピス緩和ケア協会，日本臨床死生学会）から代表として推薦された各1名（日本心療内科学会・日本心身医学会は共通の1名），および患者団体（全国がん患者団体連合会）の代表者1名，日本サイコオンコロジー学会ガイドライン策定委員会の統括委員6名および遺族ケアガイドライン小委員会17名（1名は統括委員と重複），計39名がデルファイ法による討議に参加し，推奨文，解説文最終案を作成した。

　デルファイ法はインターネットアンケートシステムを用いて行い，推奨文および推奨の強さ，エビデンスの確実性，解説文の適切性についてそれぞれ9段階（9：最も適切～1：最も不適切）で評価するとともに，それぞれについて自由記載によるコメントを関連17学会（16名）と患者団体の代表者（1名）に依頼した。評価は記名にて実施したが，集計した評価をデルファイ委員に公開する際には匿名とした。またあらかじめ，各項目について，中央値8以上かつ最大値と最小値の差が5未満を議論の収束とするという基準を設けた。

　1回目のデルファイ法による評価を行った結果，中央値が8未満であった項目は1項目（臨床疑問2：「がん等の身体疾患によって重要他者を失った（病因死）18歳以上の成人遺族が経験する精神心理的苦痛に対して，向精神薬を投与することは推奨されるか？」推奨文），最大値と最小値の差が5以上であった項目は5項目（臨床疑問2：「がん等の身体疾患によって重要他者を失った（病因死）18歳以上の成人遺族が経験する精神心理的苦痛に対して，向精神薬を投与することは推奨されるか？」推奨文，うつ病の抑うつ症状への推奨の強さ，エビデンスの確実性，複雑性悲嘆への推奨の強さ，エビデンスの確実性）であった。

　その評価の中央値，最小値，最大値，コメントを委員に示し，会議を開催して意見交換を行った。その議論を踏まえて臨床疑問2を臨床疑問2a：「がん等の身体疾患によって重要他者を失った（病因死）18歳以上の成人遺族が経験するうつ病に対して，向精神薬を投与することは推奨されるか？」，臨床疑問2b：「がん等の身体疾患によって重要他者を失った（病因死）18歳以上の成人遺族が経験する複雑性悲嘆に対して，向精神薬を投与することは推奨されるか？」に分割した修正版を作成し，作成された修正版に対して2度目のデルファイ法による評価を行った。

　2回目のデルファイ法では，中央値が8未満であった項目，最大値と最小値の差が5以上であった項目はなく，デルファイ委員とのメールでの意見交換および小委員会での検討結果を踏まえて修正版を作成し，全デルファイ委員に開示し，全体で修正案に関する合意が得られたことを確認して意見は収束したと判断し，この時点での原稿を最終案とした。

　ガイドライン全体の原稿が揃った時点で，外部評価委員に全体を通した評価を依頼し，その結果を踏まえてガイドラインの最終版として確定した。

5　日本サイコオンコロジー学会，日本がんサポーティブケア学会の承認

　ガイドラインの最終版は，日本サイコオンコロジー学会，日本がんサポーティブケア学会の両理事会にて回覧され，出版についての承認を得た。

（松岡弘道，久保田陽介，竹内恵美，浅井真理子，蓮尾英明，阪本　亮，奥山　徹）

2 文献検索式

系統的文献検索は，下記の方法で行った。

(1) Cochrane〔https://www.cochranelibrary.com/〕

(2) MEDLINE（PubMed）〔https://www.ncbi.nlm.nih.gov/pubmed〕

(3) APA PsycInfo〔https://www.apa.org/pubs/databases/psycinfo〕（臨床疑問 1 のみ）

(4) 医中誌 Web〔https://search.jamas.or.jp/〕

[適格基準]

・1990 年 1 月 1 日から検索日までに掲載されたもの

臨床疑問 1（P71）

がん等の身体疾患によって重要他者を失った（病因死）18 歳以上の成人遺族が経験する，臨床的関与が必要な精神心理的苦痛に対して，非薬物療法を行うことは推奨されるか？

Cochrane（検索日　2020 年 5 月 31 日）

#1　（bereavement or bereave or bereaved or bereavement or widow or widows or widowed or widowhood or widower or widowers or family or families or familial or caregiver or caregivers or spouse or spouses or partner or partners or couple or couples or（significant next others）or Caregiver）near/4（grief or griefs or grieving or mourn or mourns or mourned or distress or distresses or distressing or distressed or sad or depression or（trauma* next injur*）or stress or ptsd or loss or anxiety）:ti,ab,kw··3,647 件

#2　（METAANAL* or（META next ANALY*）or（SYSTEMATIC next（REVIEW* or OVERVIEW*））or（INTEGRATIVE* next RESEARCH*）or（RESEARCH* next INTEGRATIVE*））:ti,ab,kw,pt··23,676 件

#3　（RANDOMIZ* next CONTROL*）:ti,ab,kw or [mh "RANDOM ALLOCATION"] or [mh "SINGLEBLIND METHOD"] or [mh "DOUBLE-BLIND METHOD"]··························621,139 件

#4　(((SINGL* or DOUBLE* or TREBL* or TRIPL*) next (BLIND* or MASK*)) OR RANDOM*):ti,ab,kw,pt···1,133,923 件

#5　#1 and（#2 or #3 or #4）··3,006 件

#6　#5 and（[mh PSYCHOTHERAPY] OR [mh COUNSELING] OR [mh "PSYCHOSOCIAL SUPPORT SYSTEMS"] OR [mh "SOCIAL SUPPORT"] OR [mh "ANXIETY"] or [mh "COMMUNICATION"] or [mh "TREATMENT OUTCOME"] or [mh "ART THERAPY"] or [mh "AUTOGENIC TRAINING"] or [mh "BEHAVIOR THERAPY"] or [mh "BIOFEEDBACK, PSYCHOLOGY"] or [mh "COGNITIVE BEHAVIORAL THERAPY"] or [mh "COGNITIVE BEHAVIORAL THERAPY"] or [mh "DESENSITIZATION, PSYCHOLOGIC"] or [mh "IMPLOSIVE THERAPY"] or [mh "RELAXATION THERAPY"] or [mh "MIND-BODY THERAPIES"] or [mh "YOGA"] or [mh "BIBLIOTHERAPY"] or [mh "COLOR THERAPY"] or [mh "MUSIC THERAPY"] or [mh "HYPNOSIS"] or [mh

"IMAGERY, PSYCHOTHERAPY"] or [mh "PSYCHOTHERAPY, GROUP"] or [mh "SOCIOENVIRONMENTAL THERAPY"] or [mh "MILIEU THERAPY"] or [mh "FAMILY THERAPY"] or [mh "SELF-HELP GROUPS"])·······799 件

#7　#5 and ((PSYCHOSOC* next SUPPORT*) or (TREATMENT n3 OUTCOME) or INTERPOSIT* or PSYCHOEDUCAT* or (SOCIAL or PSYCHOSOCIAL) next SUPPORT* or (TREATMENT next INTERVENT*) or (MENTAL* next CARE*) or (GRIEF* next CARE*) or (GRIEF* or GROUP*) next (INTERVENT* or THERAP*) or (GRIEF* next SUPPORT*) or (BEHAVIOR* or BEHAVIOUR*) next THERAP*)·······1,964 件

#8　#5 and (AUTOGENIC next TRAINING or YOGA or BIBLIOTHERAP* or PSYCHOTHERAP* or (ART or BEHAVIOR or IMPLOSIVE or COLOUR or COLOR or TOUCH or RELAX* or MUSIC or MILIEU or "MIND BODY" or SOCIOENVIRONMENTAL or HYPNOS* or HYPNOT*) next THERAP*)·······1,213 件

#9　#5 and (THERAP* next COMMUNI* or PSYCHOLOGY next (FEEDBACK* or DESENSITIZATION or IMAGER*) or FAMILY* next (HEALTH* or THERAP* or RELATION*) or SUPPORT* next GROUP* or GUIDE* next IMAG*)·······483 件

#10　#5 and (PSYCHOTHERAP* or COUNSELING* or ((grief or griefs or grieving or mourn or mourns or mourned or distress or distresses or distressing or distressed) near/2 care))·······482 件

#11　#5 AND (INTERPOSIT* or PSYCHOEDUCAT* or (SOCIAL or PSYCHOSOCIAL) next SUPPORT* or TREATMENT* next INTERVENT*)·······1,133 件

#12　#6 or #7 or #8 or #9 or #10 or #11·······2,345 件

#13　(bereavement or bereave or bereaved or bereavement or widow or widows or widowed or widowhood or widower or widowers or family or families or familial or caregiver or caregivers or spouse or spouses or partner or partners or couple or couples or (significant next others) or Caregiver) near/4 (grief or griefs or grieving or mourn or mourns or mourned or distress or distresses or distressing or distressed or sad or depression or(trauma* next injur*) or stress or ptsd or loss or anxiety):ti,ab·······3,054 件

#14　#12 and #13·······1,919 件

#15　(BEREAVEMENT* OR bereave* OR GRIEF* OR GRIEV* OR LOSS):ti,ab·······69,648 件

#16　#14 and #15·······306 件

#17　#15 with Publication Year from 1900 to 2020, in Trials·······295 件

#18　#15 with Cochrane Library publication date Between Jan 1900 and May 2020, in Cochrane Reviews, Cochrane Protocols, Clinical Answers, Editorials, Special Collections·······11 件

※ CENTRAL (Cochrane Central Register Controlled Trials)：295 件, CDSR (Cochrane Database of Systematic Review)：11 件, Protocols：0 件

MEDLINE（PubMed）（検索日　2020 年 5 月 31 日）

L1　S BEREAVEMENT+NT/CT OR BEREAVE? OR FAMILY+NT/CT OR FAMILY+NT/CT (L) PX/CT OR "FAMILY HEALTH" +NT/CT OR "FAMILY RELATIONS" +NT/CT OR FAMIL? OR Caregivers+NT/CT OR Caregiver?·······1,480,774 件

L2　S WIDOWHOOD+NT/CT OR WIDOWHOOD? OR WIDOW OR WIDOWS OR CAREGIVERS+NT/CT OR CAREGIVERS+NT/CT (L) PX/CT OR CAREGIVER? OR SPOUSES+NT/CT OR SPOUSE? OR PARTNER OR COUPLE OR SIGNIFICAN? (3A) OTHER## OR CLOSE? (2A) RELATIVE?·······282,382 件

L3　S (L1 OR L2) AND (GRIEF+NT/CT OR GRIEF? OR GRIEVI? OR MOURN? OR DISTRES? OR SAD OR "DEPRESSIVE DISORDER" +NT/CT OR DEPRESSION+NT/CT OR DEPRESS? OR "TRAUMA AND STRESSOR RELATED DISORDERS" +NT/CT OR TRAUMA? (2A) INJUR? OR STRESS? (2A) DISORDER? OR ADJUSTMENT? (2A) DIS-

ORDER? OR LOSS（3A）LOVED）··99,546 件

L4　S（L1 OR L2）AND（DEPRESSION+NT/CT（L）(ET OR TH)/CT OR "DEPRESSIVE DIS-
ORDER" +NT/CT（L）TH/CT OR "STRESS, PSYCHOLOGICAL" +NT/CT OR "STRESS
DISORDERS, TRAUMATIC, ACUTE" +NT/CT OR "STRESS DISORDERS, POSTTRAU-
MATIC" + NT/CT OR PTSD OR COMPLICAT?（3A）GRIEF OR Anxiety+NT/CT OR
Anxiet?）··72,974 件

L5　S L3 OR L4··132,667 件

L6　S L5 AND（(META-ANALYSIS OR SYSTEMATIC REVIEW)/DT OR META（1W）
ANALY? OR METAANAL? OR METANAL? OR SYSTEMATIC?（2A）(REVIEW? OR
OVERVIEW?) OR INTEGRATIVE?（1A）RESEARCH?（1A）REVIEW? OR RESEARCH?
（1A）INTEGRATION?）··3,030 件

L7　S L5 AND（RANDOMIZED CONTROLLED TRIAL?/DT OR RANDOM ALLOCA-
TION+NT/CT OR（SINGLE-BLIND METHOD+NT OR DOUBLE-BLIND METHOD+NT)/
CT OR（SINGL? OR DOUBLE? OR TREBL? OR TRIPL?)（W）(BLIND? OR MASK?) OR
RANDOM?）··11,825 件

L8　S L6 OR L7··13,900 件

L9　S L8 AND（PSYCHOTHERAPY+NT/CT OR PSYCHOTHERAP? OR COUNSELING+NT/
CT OR COUNSELING? OR "PSYCHOSOCIAL SUPPORT SYSTEMS" +NT/CT OR（PSY-
CHOSOC?（3A）SUPPORT?) OR ANXIETY+NT/CT（L）TH/CT OR COMMUNICA-
TION+NT/CT OR "TREATMENT OUTCOME" +NT/CT OR TREATMENT（4A）OUT-
COME）··4,588 件

L10　S L8 AND（INTERPOSIT? OR PSYCHOEDUCAT? OR "SOCIAL SUPPORT" +NT/CT OR
（SOCIAL OR PSYCHOSOCIAL)（3A）SUPPORT? OR TREATMENT#（4A）INTERVENT?
OR MENTAL?（2A）CARE? OR GRIEF?（2A）CARE? OR（GRIEF? OR GROUP?)（3A）
（INTERVENT? OR THERAP?) OR GRIEF?（3A）SUPPORT?）····································3,677 件

L11　S L8 AND（"ART THERAPY" +NT/CT OR "AUTOGENIC TRAINING" +NT/CT OR
"BEHAVIOR THERAPY" +NT/CT OR（BEHAVIOR? OR BEHAVIOUR?)（3A）THERAP?
OR "BIOFEEDBACK, PSYCHOLOGY" +NT/CT OR "COGNITIVE BEHAVIORAL THER-
APY" +NT/CT OR "DESENSITIZATION, PSYCHOLOGIC" +NT/CT）····························1,636 件

L12　S L8 AND（"IMPLOSIVE THERAPY" +NT/CT OR "RELAXATION THERAPY" +NT/CT
OR "MIND-BODY THERAPIES" +NT/CT OR YOGA+NT/CT）··3,329 件

L13　S L8 AND（BIBLIOTHERAPY+NT/CT OR "COLOR THERAPY" +NT/CT OR "MUSIC
THERAPY" +NT/CT OR "HYPNOSIS" +NT/CT OR "IMAGERY, PSYCHOTHERA-
PY" +NT/CT OR "PSYCHOTHERAPY, GROUP" +NT/CT OR "SOCIOENVIRONMENTAL
THERAPY" +NT/CT）··885 件

L14　S L8 AND（"MILIEU THERAPY" +NT/CT OR "FAMILY THERAPY" +NT/CT OR "PSY-
CHOSOCIAL SUPPORT SYSTEMS" +NT/CT OR "SELF-HELP GROUPS" +NT/CT）
··546 件

L15　S L8 AND（AUTOGENIC（3A）TRAINING OR YOGA OR BIBLIOTHERAP? OR PSYCHO-
THERAP? OR（ART OR BEHAVIOR OR IMPLOSIVE OR COLOUR OR COLOR OR
TOUCH OR RELAX? OR MUSIC OR MILIEU OR MIND（W）BODY OR SOCIOENVIRON-
MENTAL OR HYPNOS? OR HYPNOT?)（3A）THERAP?）··1,687 件

L16　S L8 AND（THERAP?（3A）COMMUNI? OR PSYCHOLOGY（2A）(?FEEDBACK? OR
DESENSITIZATION OR IMAGER?) OR FAMILY?（3A）(HEALTH? OR THERAP? OR
RELATION?) OR SUPPORT?（3A）GROUP? OR GUIDE?（3A）IMAG? OR PALLIAT?
（3A）CARE）··2,144 件

L17　S L9 OR L10 OR L11 OR L12 OR L13 OR L14 OR L15 OR L16··························8,922 件

L18　S *BEREAVEMENT+NT/CT OR *FAMILY+NT/CT OR *FAMILY+NT/CT（L）PX/CT

Ⅳ章

資料

OR "FAMILY HEALTH" +NT/CT OR * "FAMILY RELATIONS" +NT/CT OR *WIDOW-HOOD+NT/CT OR *CAREGIVERS+NT/CT OR *CAREGIVERS+NT/CT （L）PX/CT OR *SPOUSES+NT/CT·······················205,083 件

L19　S （BEREAVE? OR FAMIL? OR WIDOWHOOD? OR WIDOW OR WIDOWS OR CARE-GIVER? OR SPOUSE? OR PARTNER OR COUPLE OR SIGNIFICAN? （3A）OTHER## OR CLOSE? （2A）RELATIVE?）/TI·······················271,371 件

L20　S （GRIEF? OR GRIEVI? OR MOURN? OR DISTRES? OR SAD OR DEPRESS? OR TRAUMA? （2A）INJUR? OR STRESS? （2A）DISORDER? OR ADJUSTMENT? （2A）DIS-ORDER? OR LOSS OR COMPLICAT? （3A）GRIEF OR Grief （3A）Intervent? OR PTSD）/TI·······················343,558 件

L21　S L17 AND （L19 OR L20）·······················3,939 件

L22　S *GRIEF+NT/CT OR * "DEPRESSIVE DISORDER" +NT/CT OR *DEPRESSION+NT/CT OR * "TRAUMA AND STRESSOR RELATED DISORDERS" +NT/CT OR *DEPRES-SION+NT/CT （L）（ET OR TH）/CT OR * "DEPRESSIVE DISORDER" +NT/CT （L）TH/CT·······················183,335 件

L23　S * "STRESS, PSYCHOLOGICAL" +NT/CT OR * "STRESS DISORDERS, TRAUMATIC, ACUTE" +NT/CT OR * "STRESS DISORDERS, POST-TRAUMATIC" +NT/CT
·······················109,599 件

L24　S （GRIEF? OR GRIEVI? OR MOURN? OR DISTRES? OR SAD OR DEPRESS? OR TRAUMA? （2A）INJUR? OR STRESS? （2A）DISORDER? OR ADJUSTMENT? （2A）DIS-ORDER? OR LOSS OR COMPLICAT? （3A）GRIEF OR Grief （3A）Intervent? OR PTSD）/TI·······················343,558 件

L25　S （BEREAVE? OR FAMIL? OR WIDOWHOOD? OR WIDOW OR WIDOWS OR CARE-GIVER? OR SPOUSE? OR PARTNER OR COUPLE OR SIGNIFICAN? （3A）OTHER## OR CLOSE? （2A）RELATIVE?）/TI,AB·······················1,288,351 件

L26　S L17 AND （L18 OR L22 OR L23 OR L24）AND L25·······················4,107 件

L27　S L21 OR L26·······················5,153 件

L28　S L21 AND L26·······················2,893 件

L29　S （*PSYCHOTHERAPY+NT/CT OR *COUNSELING+NT/CT OR * "PSYCHOSOCIAL SUPPORT SYSTEMS" +NT/CT OR *ANXIETY+NT/CT （L）TH/CT OR *COMMUNICA-TION+NT/CT OR * "TREATMENT OUTCOME" +NT/CT OR * "SOCIAL SUP-PORT" +NT/CT OR * "ART THERAPY" +NT/CT OR * "AUTOGENIC TRAINING" +NT/CT OR * "Palliative Care" +NT/CT）·······················486,266 件

L30　S （* "BEHAVIOR THERAPY" +NT/CT OR * "BIOFEEDBACK, PSYCHOLOGY" +NT/CT OR * "COGNITIVE BEHAVIORAL THERAPY" +NT/CT OR * "DESENSITIZATION, PSY-CHOLOGIC" +NT/CT OR * "IMPLOSIVE THERAPY" +NT/CT OR * "RELAXATION THERAPY" +NT/CT OR * "MIND-BODY THERAPIES" +NT/CT OR *YOGA+NT/CT OR *BIBLIOTHERAPY+NT/CT）·······················724,917 件

L31　S * "COLOR THERAPY" +NT/CT OR * "MUSIC THERAPY" +NT/CT OR * "HYPNO-SIS" +NT/CT OR * "IMAGERY, PSYCHOTHERAPY" +NT/CT OR * "PSYCHOTHERAPY, GROUP" +NT/CT OR * "SOCIOENVIRONMENTAL THERAPY" +NT/CT·············34,729 件

L32　S * "MILIEU THERAPY" +NT/CT OR * "FAMILY THERAPY" +NT/CT OR * "PSYCHO-SOCIAL SUPPORT SYSTEMS" +NT/CT OR * "SELF-HELP GROUPS" +NT/CT
·······················13,092 件

L33　S （AUTOGENIC （3A）TRAINING OR YOGA OR BIBLIOTHERAP? OR PSYCHOTHERAP? OR （ART OR BEHAVIOR OR IMPLOSIVE OR COLOUR OR COLOR OR TOUCH OR RELAX? OR MUSIC OR MILIEU OR MIND （W）BODY OR SOCIOENVIRONMENTAL OR HYPNOS? OR HYPNOT?）（3A）THERAP?）/TI,AB·······················73,346 件

L34　S（THERAP?（3A）COMMUNI? OR PSYCHOLOGY（2A）（?FEEDBACK? OR DESENSITI-ZATION OR IMAGER?）OR FAMILY?（3A）（HEALTH? OR THERAP? OR RELATION?）OR SUPPORT?（3A）GROUP? OR GUIDE?（3A）IMAG? OR PSYCHOTHERAP? OR COUN-SELING? OR TREATMENT（4A）OUTCOME OR PSYCHOSOC?（3A）SUPPORT?）/TI,AB
　　　　　　　　　　　　　　　　　　　　　　　　　　　　　　　　　　　256,081 件

L35　S（INTERPOSIT? OR PSYCHOEDUCAT? OR（SOCIAL OR PSYCHOSOCIAL）（3A）SUP-PORT? OR TREATMENT#（4A）INTERVENT? OR MENTAL?（2A）CARE? OR GRIEF?（2A）CARE? OR（GRIEF? OR GROUP?）（3A）（INTERVENT? OR THERAP?）OR GRIEF?（3A）SUPPORT? OR（BEHAVIOR? OR BEHAVIOUR?）（3A）THERAP?）/TI,AB
　　　　　　　　　　　　　　　　　　　　　　　　　　　　　　　　　　　229,764 件

L36　S（Complicat?（3A）Grief（3A）Intervent? OR palliat?（3A）care OR Famil?（3A）Therapy OR psychoeducat? OR group（3A）intervent? OR palliat?（3A）care）/TI,AB⋯⋯⋯84,517 件

L37　S L28 AND（L29 OR L30 OR L31 OR L32）⋯⋯⋯⋯⋯⋯⋯⋯⋯⋯⋯⋯⋯⋯⋯1,528 件

L38　S L28 AND（L33 OR L34 OR L35 OR L36）⋯⋯⋯⋯⋯⋯⋯⋯⋯⋯⋯⋯⋯⋯⋯1,847 件

L39　S（L37 AND L38）OR（L28 AND L36）⋯⋯⋯⋯⋯⋯⋯⋯⋯⋯⋯⋯⋯⋯⋯⋯⋯1,228 件

L40　S（BEREAVEMENT? OR BEREAVE? OR GRIEF? OR GRIEV? OR LOSS）/TI,AB
　　　　　　　　　　　　　　　　　　　　　　　　　　　　　　　　　　　923,096 件

L41　S L39 AND L40⋯⋯⋯⋯⋯⋯⋯⋯⋯⋯⋯⋯⋯⋯⋯⋯⋯⋯⋯⋯⋯⋯⋯⋯⋯⋯161 件

L42　S L41 NOT（"CASE REPORTS"/DT OR "CASE REPORTS" +NT/CT OR CASE（2W）REPORT?）⋯⋯⋯⋯⋯⋯⋯⋯⋯⋯⋯⋯⋯⋯⋯⋯⋯⋯⋯⋯⋯⋯⋯⋯⋯⋯⋯⋯⋯⋯158 件

L43　S L42 AND（ENGLISH OR JAPANESE）/LA⋯⋯⋯⋯⋯⋯⋯⋯⋯⋯⋯⋯⋯⋯⋯156 件

L44　S L43 AND 1900-2020/PY AND 19000101-20200531/UP NOT EPUB?/FS⋯⋯⋯151 件

L45　S 27069071/DN OR 16816226/DN OR 26490710/DN OR 15053030/DN OR 31960705/DN OR 30425351/DN OR 27265814/DN⋯⋯⋯⋯⋯⋯⋯⋯⋯⋯⋯⋯⋯⋯⋯⋯⋯⋯⋯⋯⋯⋯7 件

L46　S L44 AND L45⋯⋯⋯⋯⋯⋯⋯⋯⋯⋯⋯⋯⋯⋯⋯⋯⋯⋯⋯⋯⋯⋯⋯⋯⋯⋯⋯⋯7 件

APA PsycInfo（検索日　2020 年 5 月 31 日）

S1　SU.explode（Widowers）or SU.explode（Widows）or SU.explode（"Family Relations"）or SU.explode（BEREAVEMENT）OR SU.explode（FAMILY）OR SU.explode（"FAMILY HEALTH"）OR SU.explode（"FAMILY RELATIONS"）OR SU.explode（WIDOWHOOD）OR SU.explode（CAREGIVERS）OR SU.explode（SPOUSES）OR（BEREAVE* OR FAMIL* OR WIDOWHOOD* OR WIDOW OR WIDOWS OR CAREGIVER* OR SPOUSE* OR PARTNER OR COUPLE OR（SIGNIFICAN* n/5 OTHER［*3］）OR（CLOSE* n/2 RELA-TIVE*）OR SU.explode（Caregivers）OR Caregiver*）⋯⋯⋯⋯⋯⋯⋯⋯⋯817,732 件

S2　S1 AND（SU.explode（"Major Depression"）or SU.explode（"Stress and Trauma Related Disorders"）or SU.explode（GRIEF）OR GRIEF* OR GRIEVI* OR MOURN* OR DISTRES* OR SAD OR SU.explode（"DEPRESSIVE DISORDER"）OR SU.explode（DEPRESSION）OR DEPRESS* OR SU.explode（"TRAUMA AND STRESSOR RELATED DISORDERS"）OR SU.explode（"STRESS, PSYCHOLOGICAL"）OR SU.explode（"STRESS DISORDERS, TRAU-MATIC, ACUTE"）OR SU.explode（"STRESS DISORDERS, POST-TRAUMATIC"）OR PTSD OR（TRAUMA* n/5 INJUR*）OR（STRESS* n/5 DISORDER*）OR（ADJUSTMENT* n/5 DISORDER*）OR LOSS OR anxiet*）⋯⋯⋯⋯⋯⋯⋯⋯⋯⋯⋯⋯⋯⋯⋯175,651 件

S3　S2 AND（SU.explode（"Meta Analysis"）or SU.explode（"Systematic Review"）or ME（"Meta Analysis"）or ME（"Systematic Review"）or（META p/0 ANALY*）OR METAANAL* OR METANAL* OR（SYSTEMATIC* n/2（REVIEW* OR OVERVIEW*））OR（INTEGRA-TIVE* n/1 RESEARCH* n/1 REVIEW*）OR（RESEARCH* n/1 INTEGRATION*））
　　　　　　　　　　　　　　　　　　　　　　　　　　　　　　　　　　　3,189 件

S4　S2 AND（SU.explode（"Randomized Clinical Trials"）or SU.explode（"RANDOM ALLOCA-

TION") OR SU.explode（"SINGLE-BLIND METHOD"）OR SU.explode（"DOUBLE-BLIND METHOD"）OR （（SINGL* OR DOUBLE* OR TREBL* OR TRIPL*）p/0 （BLIND* OR MASK*））OR RANDOM*)·······11,283 件

S5　S3 OR S4·······13,760 件

S6　S5 AND (SU.explode (PSYCHOTHERAPY) OR PSYCHOTHERAP* OR SU.explode (COUNSELING) OR COUNSELING* OR SU.explode（"PSYCHOSOCIAL SUPPORT SYSTEMS"）OR （PSYCHOSOC* n/3 SUPPORT）OR SU.explode（"Psychosocial Rehabilitation"）OR SU.explode (ANXIETY) OR ANXIET* OR SU.explode (COMMUNICATION) OR COMMUNICATION* OR SU.explode（"TREATMENT OUTCOME"）OR SU.explode（"TREATMENT OUTCOMES"）OR （TREATMENT n/3 OUTCOME*))·······8,637 件

S7　S5 AND (SU.explode (Psychoeducation) or SU.explode（"Creative Arts Therapy"）or SU.explode（"Social Casework"）or SU.explode (Psychotherapeutic Processes) or INTERPOSIT* OR PSYCHOEDUCAT* OR SU.explode（"SOCIAL SUPPORT"）OR （（SOCIAL OR PSYCHOSOCIAL）n/3 SUPPORT*）OR （TREATMENT* n/3 INTERVENT*）OR （（MENTAL* OR 0GRIEF*）n/3 CARE*）OR （（GRIEF* OR GROUP）n/3 （CARE* OR INTERVENT* OR THERAP* OR SUPPORT*)))·······4,791 件

S8　S5 AND (SU.explode（"ART THERAPY"）OR SU.explode（"AUTOGENIC TRAINING"）OR SU.explode（"BEHAVIOR THERAPY"）OR SU.explode (Biofeedback) OR SU.explode （"COGNITIVE BEHAVIORAL THERAPY"）OR SU.explode（"DESENSITIZATION, PSYCHOLOGIC"))·······1,363 件

S9　S5 AND (SU.explode（"IMPLOSIVE THERAPY"）OR SU.explode（"RELAXATION THERAPY"）OR SU.explode（"MIND-BODY THERAPIES"）OR SU.explode（YOGA))·······139 件

S10　S5 AND (SU.explode (BIBLIOTHERAPY) OR SU.explode（"COLOR THERAPY"）OR SU.explode（"MUSIC THERAPY"）OR SU.explode (HYPNOSIS) OR SU.explode（"IMAGERY, PSYCHOTHERAPY"）OR SU.explode（"PSYCHOTHERAPY, GROUP"）OR SU.explode （"PSYCHOTHERAPY, GROUP"）OR SU.explode（"Group Psychotherapy"）OR SU.explode （"SOCIOENVIRONMENTAL THERAPY"))·······637 件

S11　S5 AND (SU.explode（"MILIEU THERAPY"）OR SU.explode（"FAMILY THERAPY"）OR SU.explode（"PSYCHOSOCIAL SUPPORT SYSTEMS"）OR SU.explode（"Psychosocial Rehabilitation"）OR SU.explode（"SELF-HELP GROUPS"）OR SU.explode（"Self-Help Techniques"))·······1,412 件

S12　S5 AND （（AUTOGENIC n/3 TRAINING）OR YOGA OR BIBLIOTHERAP* OR PSYCHOTHERAP* OR （（ART OR BEHAVIOR OR IMPLOSIVE OR COLOUR OR COLOR OR TOUCH OR RELAX* OR MUSIC OR MILIEU OR（MIND n/1 BODY）OR SOCIOENVIRONMENTAL OR HYPNOS* OR HYPNOT*）n/3 THERAP*))·······3,272 件

S13　S5 AND （（THERAP* n/3 COMMUNI*）OR （PSYCHOLOGY n/3 （FEEDBACK* OR DESENSITIZAT* OR IMAGER*））OR （FAMILY* n/3 （HEALTH* OR THERAP* OR RELATION*））OR （SUPPORT* n/3 GROUP*）OR （GUIDE* n/3 IMAG*）OR （PALLIAT* n/3 CARE）OR （PSYCHOSOCIAL n/3 （SUPPORT* OR Rehabilit*））OR SELF-HELP OR （SELF n/3 HELP）OR Biofeedback)·······3,572 件

S14　S6 OR S7 OR S8 OR S9 OR S10 OR S11 OR S12 OR S13·······10,710 件

S15　TI,AB （（BEREAVE* OR FAMIL* OR WIDOWHOOD* OR WIDOW OR WIDOWS OR Widowers OR Widower OR Famil* OR CAREGIVER* OR SPOUSE* OR PARTNER OR COUPLE OR （SIGNIFICAN* n/5 OTHER ［*3]）OR （CLOSE* n/2 RELATIVE*）OR Caregiver*）n/5 （Depress* OR Stress* OR GRIEF* OR GRIEVI* OR MOURN* OR DISTRES* OR SAD OR PTSD OR （TRAUMA* n/5 INJUR*）OR （STRESS* n/5 DISORDER*）OR （ADJUSTMENT* n/5 DISORDER*）OR LOSS OR anxiet*))·······43,978 件

S16　S14 OR S15·······2,174 件

S17　TI（（BEREAVE* OR FAMIL* OR WIDOWHOOD* OR WIDOW OR WIDOWS OR Widow-ers OR Widower OR Famil* OR CAREGIVER* OR SPOUSE* OR PARTNER OR COUPLE OR（SIGNIFICAN* n/5 OTHER［*3]）OR（CLOSE* n/2 RELATIVE*）OR Caregiver*）n/5（Depress* OR Stress* OR GRIEF* OR GRIEVI* OR MOURN* OR DISTRES* OR SAD OR PTSD OR（TRAUMA* n/5 INJUR*）OR（STRESS* n/5 DISORDER*）OR（ADJUST-MENT* n/5 DISORDER*）OR LOSS OR anxiet*））⋯⋯⋯⋯⋯⋯⋯⋯⋯⋯9,051 件

S18　S16 and S17⋯⋯⋯⋯⋯⋯⋯⋯⋯⋯⋯⋯⋯⋯⋯⋯⋯⋯⋯⋯⋯⋯⋯⋯⋯⋯⋯⋯450 件

S19　TI,AB（BEREAVEMENT* or bereave* or GRIEF* or GRIEV* or LOSS）⋯⋯⋯⋯133,600 件

S20　S18 and S19⋯⋯⋯⋯⋯⋯⋯⋯⋯⋯⋯⋯⋯⋯⋯⋯⋯⋯⋯⋯⋯⋯⋯⋯⋯⋯⋯⋯⋯76 件

S21　S20 NOT（SU.explode（"CASE REPORTS"）OR SU.explode（"Case Report"）OR（CASE p/O REPORT*）OR SU.explode（"Case Report"））⋯⋯⋯⋯⋯⋯⋯⋯⋯76 件

S22　S21 AND LA（ENGLISH OR JAPANESE）⋯⋯⋯⋯⋯⋯⋯⋯⋯⋯⋯⋯⋯⋯⋯⋯75 件

S23　S22 AND PD（19000101–20200531）AND PY（1900–2020）⋯⋯⋯⋯⋯⋯⋯⋯73 件

医中誌 Web（検索日　2020 年 5 月 31 日）

#1　（遺族/al or 死別/TH or 死別/al or 家族/TH or 家族/al or 未亡人/TH or 未亡人/al or 介護者/TH or 介護者/al or 介護人/al or パートナー/al or 重要人物/al or 配偶者/TH or 配偶者/al or 夫婦/al or 家族関係/TH or 重要他者/al or 近親者/al or 親族/al or 親戚/al or 夫/al or 妻/al or 息子/al or 娘/al or 親/al or 両親/al）and（悲嘆/TH or 悲嘆/al or 悲哀/al or 悲し/al or 苦痛/al or 悲痛/al or "complicated grief"/AL or うつ病/TH or 抑うつ/TH or うつ/al or 心的外傷およびストレス因関連障害/TH or 心的外傷/al or ストレス/TH or 心理的ストレス/TH or 生理的ストレス/TH or ストレス障害–急性/TH or ストレス障害–心的外傷性/TH or ストレス障害–心的外傷後/TH or ストレス障害/al or ストレス因関連障害/al or 適応障害/al or 死別障害/al or 心理的適応/TH or 複雑性悲嘆/al or PTSD/al ）⋯⋯⋯⋯⋯⋯41,045 件

#2　システマティックレビュー/TH or システマティックレビュ/al or システマチックレビュ/al or システマティック・レビュ/al or システマチック・レビュ/al or システマティックレヴュ/al or システマチックレヴュ/al or システマティック・レヴュ/al or システマチック・レヴュ/al or 系統的レビュ/al or 系統的にレビュ/al or 系統的なレビュ/al or 系統レビュ/al or 系統的レヴュ/al or 系統的にレヴュ/al or 系統的なレヴュ/al or 系統レヴュ/al or 体系的レビュ/al or 体系的にレビュ/al or 体系的なレビュ/al or 体系的レヴュ/al or 体系的にレヴュ/al or 体系的なレヴュ/al or 系統的の考察/al or 系統的に考察/al or 系統的な考察/al or 体系的考察/al or 体系的に考察/al or 体系的な考察/al or "SYSTEMATIC REVIEW"/al or SYSTEMATIC-RE-VIEW/al or "SYSTEMATICAL REVIEW"/al or SYSTEMATICAL-REVIEW/al or "SYS-TEMATIC OVERVIEW"/al or SYSTEMATIC-OVERVIEW/al or "SYSTEMATICAL OVERVIEW"/al or SYSTEMATICALOVERVIEW/al or RD=メタアナリシス or メタアナリシス/TH or メタ分析/al or メタアナ/al or メタ・アナ/al or メタ解析/al or メタ研究/al or META-ANALYS/al or "META ANALYS"/al or METAANALYS/al or METANALYS/al or META 解析/al or META 分析/al or META 研究/al or 展望研究/AL or 展望的研究/ALS L44 AND L45⋯⋯⋯⋯⋯⋯⋯⋯⋯⋯⋯⋯⋯⋯⋯⋯⋯⋯⋯⋯⋯⋯⋯⋯⋯⋯⋯⋯11,550 件

#3　ランダム化比較試験 or RD=準ランダム化比較試験 or ランダム化比較試験/TH or 準ランダム化比較試験/TH or ランダム割付け/TH or 一重盲検法/TH or 二重盲検法/TH or ランダム/al or ランダマイ/al or 無作為/al or 盲検/al or ブラインド/al or シングルマスク/al or シングル・マスク/al or ダブルマスク/al or ダブル・マスク/al or トリプルマスク/al or トリプル・マスク/al or RANDOM/al or BLIND/al or "SINGLE MASK"/al or SINGLE-MASK/al or "DOUBLE MASK"/al or DOUBLE-MASK/al or "TRIPLE MASK"/al or TRIPLE-MASK/al or "TREBLE MASK"/al or TREBLE-MASK/al⋯⋯⋯⋯⋯⋯⋯⋯⋯⋯⋯⋯78,575 件

#4　#1 and（#2 or #3）⋯⋯⋯⋯⋯⋯⋯⋯⋯⋯⋯⋯⋯⋯⋯⋯⋯⋯⋯⋯⋯⋯⋯⋯⋯523 件

#5　心理療法/al or 心理治療/al or 精神療法/TH or 精神療法/al or 治療/TH or 治療/al or セラ

ピー/al or 治療介入/al or 心理教育/TH or 心理教育/al or カウンセリング/TH or カウンセリング/al or 面談/al or 心理社会的支援システム/TH or 精神医学的リハビリテーション/TH or 心理社会的/al or 社会的支援/TH or 社会的支援/al or ソーシャルサポート/al or 非薬物/al or 治療/ta or 精神的ケア/th or グリーフケア/th or 精神的ケア/al or メンタルケア/al or グリーフケア/al or 死別ケア/al or 悲嘆ケア/al or 芸術療法/TH or リラクゼーション療法/TH or 自律訓練法/TH or 行動療法/TH or バイオフィードバック/TH or 認知療法/TH or 心理学的脱感作/TH or インプローシブ療法/TH or 心身療法/TH or ヨガ/TH or 読書療法/TH or 色彩療法/TH or 音楽療法/TH or 催眠療法/TH or イメージ療法/TH or 集団精神療法/TH or 社会環境療法/TH or 環境療法/TH or 家族療法/TH or 心理社会的支援システム/TH

⋯⋯⋯4,698,777 件

#6	#4 and #5⋯⋯⋯⋯⋯⋯⋯⋯⋯⋯⋯⋯⋯⋯⋯⋯⋯⋯⋯⋯386 件
#7	遺族/TA or 死別/TA or 悲嘆/TA or 悲哀/TA or 悲し/TA or 喪失/TA⋯⋯⋯16,269 件
#8	#6 and #7⋯⋯⋯⋯⋯⋯⋯⋯⋯⋯⋯⋯⋯⋯⋯⋯⋯⋯⋯⋯14 件
#9	#8 and（PT＝症例報告・事例除く）⋯⋯⋯⋯⋯⋯⋯⋯⋯⋯14 件
#10	#9 and（LA＝日本語,英語）⋯⋯⋯⋯⋯⋯⋯⋯⋯⋯⋯⋯14 件
#11	#10 and DT=1900:2020 and PDAT=1900/1/1:2020/5/31⋯⋯⋯⋯⋯14 件

［一次スクリーニング］
検索の結果得られた 432 件の文献のうち，題名・抄録のレビューにより 116 件を二次スクリーニングに採用した。

［二次スクリーニング］
一次スクリーニングで採用した 116 件の文献のうち，フルテキスト精読の結果，25 件を採用した。ハンドサーチによる追加文献はなし。

臨床疑問 2（P86）
がん等の身体疾患によって重要他者を失った（病因死）18 歳以上の成人遺族が経験する精神心理的苦痛に対して，向精神薬を投与することは推奨されるか？

CENTRAL（検索日　2020 年 9 月 15 日）

#1	（bereavement or bereave or bereaved or bereavement or widow or widows or widowed or widowhood or widower or widowers or family or families or familial or caregiver or caregivers or spouse or spouses or partner or partners or couple or couples or（significant next others）or Caregiver or complicated）near/5（grief or griefs or grieving or mourn or mourns or mourned or distress or distresses or distressing or distressed or sad or depression or adjustment or（trauma* next injur*）or stress or ptsd or loss or anxiety）:ti,ab,kw ⋯⋯⋯⋯⋯⋯⋯⋯⋯⋯⋯⋯⋯⋯⋯⋯⋯⋯⋯⋯⋯⋯⋯⋯⋯⋯⋯⋯⋯⋯4,659 件
#2	#1 AND（ILLNESS OR DEATH OR DISEAS* OR DIABET* OR HOSPIC* OR NEOPLASM*）:ti,ab,kw⋯⋯⋯⋯⋯⋯⋯⋯⋯⋯⋯⋯⋯⋯⋯⋯⋯2,083 件
#3	#1 AND（TUMOR* OR TUMOUR* OR CANCER* OR CARCINOM* OR SARCOM* OR ADENOM*）:ti,ab,kw⋯⋯⋯⋯⋯⋯⋯⋯⋯⋯⋯⋯⋯⋯603 件
#4	#1 AND（HIV OR（IMMUNODEFICIENCY next VIRUS）OR AIDS）⋯⋯⋯⋯122 件
#5	#1 AND（（（HEART OR MYOCARD*）next FAILUR*）OR PNEUMONI*）⋯⋯⋯⋯108 件
#6	#1 AND（（（CARDIOVASCUL* OR CEREBROVASCUL*）next（DISORDER* OR DISEAS*））or PNEUMONI*）⋯⋯⋯⋯⋯⋯⋯⋯⋯⋯⋯⋯⋯⋯⋯⋯104 件
#7	#1 AND（（RESPIRAT* OR KIDNE* OR RENAL）next（FAILUR* OR INSUFFICIEN*））⋯⋯⋯⋯⋯⋯⋯⋯⋯⋯⋯⋯⋯⋯⋯⋯⋯⋯⋯⋯⋯⋯34 件

#8　　#1 AND（（（LIVER OR HEPATO* OR HEPATI*）next FAILUR*）OR（PALLIA* next CARE）or（Terminal next Care）or DEMENTIA* or Amentia* or Alzheimer*）
　　　1,019 件

#9　　#2 or #3 or #4 or #5 or #6 or #7 or #8 ···2,658 件

#10　#9 and（[mh "Psychotropic Drugs"] or [mh "Antidepressive Agents"] or [mh "Tranquilizing Agents"] or [mh "Anti-Anxiety Agents"]）·······················50 件

#11　#9 and（（（Psychoact* or Psychotrop* or Antidepressiv* or（Anti next（depressiv* or Anxiet*））or Antianxiet* or Anxiolytic*）next（Agent* or Drug* or Medicat*））or Psychopharmaceutic* or Antidepressant* or（Anti next depressant*）or Thymoanaleptic* or Thymoleptic* or Tranquilizer* or Ataractic* or Anxiolytic* or Tranquiliz*）··················165 件

#12　#9 and（[mh benzodiazepins] or BENZODIAZEPIN* or ALPRAZOLAM* or BROMAZEPAM* or CLONAZEPAM* or DIAZEPAM* or FLUMAZENI* or FLUNITRAZEPAM* or FLURAZEPAM* or LORAZEPAM* or NITRAZEPAM* or CHLORDIAZEPOXID* or CLORAZEPAT* or MEDAZEPAM* or MIDAZOLAM* or TRIAZOLAM* or BROTIZOLAM* or RILMAZAFONE* or LORMETAZEPAM* or ESTAZOLAM* or QUAZEPAM* or HALOXAZOLAM* or ETIZOLAM* or CLOTIAZEPAM* or FLUTAZOLAM* or FLUDIAZEPAM* or CLOXAZOLAM* or FLUTOPRAZEPAM* or LOFLAZEPAT* or MEXAZOLAM* or OXAZOLAM*）··35 件

#13　#9 and（NONBENZODIAZEPIN* or NONBZ or NONBZD or（NON next（BENZODIAZEPIN* or BZ or BZ））or ZOLPIDEM* or ZOPICLON* or ESZOPICLON*）·········6 件

#14　#10 or #11 or #12 or #13 ··188 件

#15　#14 with Publication Year from 1900 to 2020, in Trials ·······························167 件

#16　#14 with Cochrane Library publication date Between Jan 1900 and May 2020, in Cochrane Reviews, Cochrane Protocols, Clinical Answers, Editorials, Special collections ··········21 件

※ CENTRAL（Cochrane Central Register Controlled Trials）：167 件, CDSR（Cochrane Database of Systematic Reviews）：20 件, Protocols：1 件

MEDLINE（PubMed）（検索日　2020 年 9 月 15 日）

L1　　S BEREAVEMENT+NT/CT OR BEREAVE? OR FAMILY+NT/CT OR FAMILY+NT/CT（L）PX/CT OR "FAMILY HEALTH" +NT/CT OR "FAMILY RELATIONS" +NT/CT OR FAMIL? OR Caregivers+NT/CT OR Caregiver? ·······························473,150 件

L2　　S WIDOWHOOD+NT/CT OR WIDOWHOOD? OR WIDOW OR WIDOWS OR CAREGIVERS+NT/CT OR CAREGIVERS+NT/CT（L）PX/CT OR CAREGIVER? OR SPOUSES+NT/CT OR SPOUSE? OR PARTNER OR COUPLE OR SIGNIFICAN?（3A）OTHER## OR CLOSE?（2A）RELATIVE? ···280,350 件

L3　　S（L1 OR L2）AND（GRIEF+NT/CT OR GRIEF? OR GRIEVI? OR MOURN? OR DISTRES? OR SAD OR "DEPRESSIVE DISORDER" +NT/CT OR DEPRESSION+NT/CT OR DEPRESS? OR "TRAUMA AND STRESSOR RELATED DISORDERS" +NT/CT OR TRAUMA?（2A）INJUR? OR STRESS?（2A）DISORDER? OR ADJUSTMENT?（2A）DISORDER? OR LOSS（3A）LOVED）··98,863 件

L4　　S（L1 OR L2）AND（DEPRESSION+NT/CT（L）(ET OR TH)/CT OR "DEPRESSIVE DISORDER" +NT/CT（L）TH/CT OR "STRESS, PSYCHOLOGICAL" +NT/CT OR "STRESS DISORDERS, TRAUMATIC, ACUTE" +NT/CT OR "STRESS DISORDERS, POSTTRAUMATIC" + NT/CT OR PTSD OR COMPLICAT?（3A）GRIEF OR Anxiety+NT/CT OR Anxiet?）···72,497 件

L5　　S L3 OR L4 ··131,794 件

L6　　S L5 AND（(NATURAL OR UNINTENTIONAL)(3A) DEATH OR ILLNESS OR DEATH+NT/CT OR DEATH OR DISEASE+NT/CT OR DISEAS? OR HOSPICES+NT/CT

OR HOSPIC? OR "HOSPICE CARE" +NT/CT OR NEOPLASMS+NT/CT OR NEOPLASM? OR TUMOR# OR TUMOUR# OR CANCER# OR CARCINOM? OR SARCOM? OR ADE-NOM? OR LOSS OR SUICID?)⸻58,856 件

L7　S L5 AND (HIV+NT/CT OR HIV OR IMMUNODEFICIENCY (W) VIRUS? OR "HEART FAILURE" +NT/CT OR (HEART OR MYOCARD?) (3A) FAILUR? OR PNEUMONIA+NT/CT OR PNEUMONI? OR "CEREBROVASCULAR DISORDERS" +NT/CT OR "CARDIO-VASCULAR DISEASES" +NT/CT OR (CARDIOV? OR CEREBROV?) (3A) (DISORD? OR DISEAS?) OR SUICID+NT/CT)⸻8,063 件

L8　S L5 AND ("RESPIRATORY INSUFFICIENCY"+NT/CT OR "KIDNEY FAILURE, CHRON-IC" +NT/CT OR (RESPIRAT? OR KIDNE? OR RENAL) (3A) FAILUR? OR "LIVER FAIL-URE"+NT/CT OR (LIVER OR HEPATO? OR HEPATI?) (3A) FAILUR? OR "PALLIATIVE CARE" +NT/CT OR PALLIA? (3A) CARE OR "TERMINAL CARE" +NT/CT OR TER-MINAL? (2A) CARE?)⸻5,560 件

L9　S L5 AND ("Neurocognitive Disorders" +NT/CT OR DEMENTIA? OR AMENTIA? OR Alzheimer?)⸻8,092 件

L10　S L6 OR L7 OR L8 OR L9⸻65,031 件

L11　S L10 AND ((META-ANALYSIS OR SYSTEMATIC REVIEW)/DT OR META (1W) ANALY? OR METAANAL? OR METANAL? OR SYSTEMATIC? (2A) (REVIEW? OR OVERVIEW?) OR INTEGRATIVE? (1A) RESEARCH? (1A) REVIEW? OR RESEARCH? (1A) INTEGRATION?)⸻1,614 件

L12　S L10 AND (RANDOMIZED CONTROLLED TRIAL?/DT OR PRAGMATIC CLINICAL TRIAL/DT OR RANDOM ALLOCATION+NT/CT OR (SINGLE-BLIND METHOD+NT OR DOUBLE-BLIND METHOD+NT)/CT OR (SINGL? OR DOUBLE? OR TREBL? OR TRIPL?) (W) (BLIND? OR MASK?) OR RANDOM? OR PRAGMATIC? (3W) (STUD? OR TRIAL? OR TEST?) OR PLACEBO?)⸻5,530 件

L13　S L11 OR L12⸻6,641 件

L14　S "PSYCHOTROPIC DRUGS" +NT/CT OR "ANTIDEPRESSIVE AGENTS" +NT/CT OR "TRANQUILIZING AGENTS" +NT/CT OR "ANTI-ANXIETY AGENTS" +NT/CT
⸻359,175 件

L15　S (PSYCHOACT? OR PSYCHOTROP? OR ANTIDEPRESSIV? OR ANTI (W) (DEPRESSIV? OR ANXIET?) OR ANTIANXIET? OR ANXIOLYTIC?) (2A) (AGENT# OR DRUG# OR MEDICAT?)⸻105,221 件

L16　S PSYCHOPHARMACEUTIC? OR ANTIDEPRESSANT# OR ANTI (W) DEPRESSANT# OR THYMOANALEPTIC? OR THYMOLEPTIC? OR TRANQUILIZER# OR ATARACTIC? OR ANXIOLYTIC? OR TRANQUILIZ?⸻91,437 件

L17　S BENZODIAZEPINES+NT/CT OR BENZODIAZEPIN? OR ALPRAZOLAM? OR BROMA-ZEPAM? OR CLONAZEPAM? OR DIAZEPAM? OR FLUMAZENI? OR FLUNITRAZE-PAM? OR FLURAZEPAM? OR LORAZEPAM? OR NITRAZEPAM? OR CHLORDIAZEP-OXID? OR CLORAZEPAT? OR MEDAZEPAM? OR MIDAZOLAM? OR TRIAZOLAM? OR BROTIZOLAM?⸻93,503 件

L18　S RILMAZAFONE? OR LORMETAZEPAM? OR ESTAZOLAM? OR QUAZEPAM? OR HALOXAZOLAM? OR ETIZOLAM? OR CLOTIAZEPAM? OR FLUTAZOLAM? OR FLUDIAZEPAM? OR CLOXAZOLAM? OR FLUTOPRAZEPAM? OR LOFLAZEPAT? OR MEXAZOLAM? OR OXAZOLAM?⸻984 件

L19　S NONBENZODIAZEPIN? OR NONBZ OR NONBZD OR NON (W) (BENZODIAZEPIN? OR BZ OR BZ)⸻982 件

L20　S ZOLPIDEM? OR ZOPICLON? OR ESZOPICLON?⸻3,336 件

L21　S L14 OR L15 OR L16 OR L17 OR L18 OR L19 OR L20⸻431,737 件

L22　S L13 AND L21···611 件

L23　S *BEREAVEMENT+NT/CT OR *FAMILY+NT/CT OR *FAMILY+NT/CT（L）PX/CT OR *"FAMILY HEALTH" +NT/CT OR *"FAMILY RELATIONS" +NT/CT OR *WIDOWHOOD+NT/CT OR *CAREGIVERS+NT/CT OR *CAREGIVERS+NT/CT（L）PX/CT OR *SPOUSES+NT/CT···204,265 件

L24　S（BEREAVE? OR FAMIL? OR WIDOWHOOD? OR WIDOW OR WIDOWS OR CAREGIVER? OR SPOUSE? OR PARTNER OR COUPLE OR SIGNIFICAN?（3A）OTHER## OR CLOSE?（2A）RELATIVE? OR Caregiver?）/TI···270,033 件

L25　S（GRIEF? OR GRIEVI? OR MOURN? OR DISTRES? OR SAD OR DEPRESS? OR TRAUMA?（2A）INJUR? OR STRESS?（2A）DISORDER? OR ADJUSTMENT?（2A）DISORDER? OR LOSS OR COMPLICAT?（3A）GRIEF OR Grief（3A）Intervent? OR PTSD OR Anxiet?）/TI··378,209 件

L26　S L22 AND（L24 OR L25）··315 件

L27　S *GRIEF+NT/CT OR *"DEPRESSIVE DISORDER"+NT/CT OR *DEPRESSION+NT/CT OR *"TRAUMA AND STRESSOR RELATED DISORDERS" +NT/CT OR *DEPRESSION+NT/CT（L）（ET OR TH）/CT OR *"DEPRESSIVE DISORDER" +NT/CT（L）TII/CT OR *Anxiety+NT/CT··214,516 件

L28　S *"STRESS, PSYCHOLOGICAL" +NT/CT OR *"STRESS DISORDERS, TRAUMATIC, ACUTE" +NT/CT OR *"STRESS DISORDERS, POST-TRAUMATIC" +NT/CT
···109,005 件

L29　S（GRIEF? OR GRIEVI? OR MOURN? OR DISTRES? OR SAD OR DEPRESS? OR TRAUMA?（2A）INJUR? OR STRESS?（2A）DISORDER? OR ADJUSTMENT?（2A）DISORDER? OR LOSS OR COMPLICAT?（3A）GRIEF OR Grief（3A）Intervent? OR PTSD OR Anxiet?）/TI··378,209 件

L30　S（BEREAVE? OR FAMIL? OR WIDOWHOOD? OR WIDOW OR WIDOWS OR CAREGIVER? OR SPOUSE? OR PARTNER OR COUPLE OR SIGNIFICAN?（3A）OTHER## OR CLOSE?（2A）RELATIVE? OR SUICID?）/TI,AB···1,348,110 件

L31　S L22 AND（L23 OR L27 OR L28 OR L29）AND L30····································304 件

L32　S L26 AND L31··248 件

L33　S L32 NOT（"CASE REPORTS"/DT OR "CASE REPORTS" +NT/CT OR CASE（2W）REPORT?）···247 件

L34　S L33 AND（ENGLISH OR JAPANESE）/LA·······································234 件

L35　S L34 AND 1900-2020/PY AND 19000101-20200531/UP NOT EPUB?/FS·························231 件

医中誌 Web（検索日　2020 年 9 月 15 日）

#1　（遺族/al or 死別/TH or 死別/al or 家族/TH or 家族/al or 未亡人/TH or 未亡人/al or 介護者/TH or 介護者/al or 介護人/al or パートナー/al or 重要人物/al or 配偶者/TH or 配偶者 /al or 夫婦/al or 家族関係/TH or 重要他者/al or 近親者/al or 親族/al or 親戚/al or 夫/al or 妻/al or 息子/al or 娘/al or 親/al or 両親/al）and（悲嘆/TH or 悲嘆/al or 悲哀/al or 悲し/al or 苦痛/al or 悲痛/al or "complicated grief"/AL or うつ病/TH or 抑うつ/TH or うつ/al or 心的外傷およびストレス因関連障害/TH or 心的外傷/al or ストレス/TH or 心理的ストレス/TH or 生理的ストレス/TH or ストレス障害-急性/TH or ストレス障害-心的外傷性/TH or ストレス障害-心的外傷後/TH or ストレス障害/al or ストレス因関連障害/al or 適応障害/al or 死別障害/al or 心理的適応/TH or 複雑性悲嘆/al or PTSD/al）····································40,815 件

#2　自然死/al or 死亡/TH or 死亡/al or 病死/al or 意図しない死/al or 疾患/TH or 疾患/al or 病気/al or 身体疾患/al or ホスピス/TH or ホスピス/al or ホスピスケア/TH or 癌/al or 腫瘍/TH or 腫瘍/al or 新生物/al or HIV/TH or HIV/TH or "Human Immunodeficiency Virus"/al or エイズウイルス/al or ヒト免疫不全ウイルス/al or AIDS/al or エイズ/al or 心不全/TH or

心不全/al or 肺炎/TH or 肺炎/al or 脳血管障害/TH or 脳血管障害/al or 脳血管疾患/al or 心臓血管疾患/TH or 心臓血管疾患/al or 心血管疾患/al or 腎不全-慢性/TH or 腎不全/al or 呼吸不全/TH or 呼吸不全/al or 肝不全/TH or 肝不全/al or 緩和ケア/TH or 緩和ケア/al or 糖尿病/TH or 糖尿病/al or ターミナルケア/TH or ターミナル/al or 終末期/al or 末期ケア/al or 腫瘍/TH or 神経認知障害/TH or 認知障害/al or 認識障害/al or 識別障害/al or 注意障害/al or Cognit/al or 認知症/al or 痴呆/al or Dementia/AL or Amentia/AL or アルツハイマー/al or Alzheimer/al ⋯⋯⋯⋯⋯⋯⋯⋯⋯⋯⋯⋯⋯⋯⋯⋯⋯⋯⋯⋯⋯⋯⋯⋯⋯⋯⋯⋯⋯⋯⋯5,847,234 件

#3　#1 and #2⋯⋯⋯⋯⋯⋯⋯⋯⋯⋯⋯⋯⋯⋯⋯⋯⋯⋯⋯⋯⋯⋯⋯⋯⋯⋯16,868 件

#4　システマティックレビュー/TH or システマティックレビュ/al or システマチックレビュ/al or システマティック・レビュ/al or システマチック・レビュ/al or システマティックレヴュ/al or システマチックレヴュ/al or システマティック・レヴュ/al or システマチック・レヴュ/al or 系統的レビュ/al or 系統的にレビュ/al or 系統的なレビュ/al or 系統レビュ/al or 系統的レヴュ/al or 系統的にレヴュ/al or 系統的なレヴュ/al or 系統レヴュ/al or 体系的レビュ/al or 体系的にレビュ/al or 体系的なレビュ/al or 体系的レヴュ/al or 体系的にレヴュ/al or 体系的なレヴュ/al or 系統的考察/al or 系統的に考察/al or 系統的な考察/al or 体系的考察/al or 体系的に考察/al or 体系的な考察/al or "SYSTEMATIC REVIEW"/al or SYSTEMATIC-REVIEW/al or "SYSTEMATICALREVIEW"/al or SYSTEMATICAL-REVIEW/al or "SYSTEMATIC OVERVIEW"/al or SYSTEMATIC-OVERVIEW/al or "SYSTEMATICAL OVERVIEW"/al or SYSTEMATICALOVERVIEW/al or RD=メタアナリシス or メタアナリシス/TH or メタ分析/al or メタアナ/al or メタ・アナ/al or メタ解析/al or メタ研究/al or META-ANALYS/al or "META ANALYS"/al or METAANALYS/al or METANALYS/al or META解析/al or META分析/al or META研究/al or 展望研究/AL or 展望的研究/AL ⋯⋯⋯⋯⋯⋯⋯⋯⋯⋯⋯⋯⋯⋯⋯⋯⋯⋯⋯⋯⋯⋯⋯⋯⋯⋯⋯⋯11,424 件

#5　ランダム化比較試験 or RD=準ランダム化比較試験 or ランダム化比較試験/TH or 準ランダム化比較試験/TH or ランダム割付け/TH or 一重盲検法/TH or 二重盲検法/TH or プラセボ/TH or ランダム/al or ランダマイ/al or 無作為/al or 盲検/al or ブラインド/al or シングルマスク/al or シングル・マスク/al or ダブルマスク/al or ダブル・マスク/al or トリプルマスク/al or トリプル・マスク/al or 実際的試験/al or 実際的研究/al or 実践的試験/al or 実践的研究/al or 実用的試験/al or 実用的研究/al or 実際の臨床試験/al or 実際の臨床研究/al or 実践の臨床試験/al or 実践的臨床研究/al or 実用的臨床試験/al or 実用的臨床研究/al or プラグマティック試験/al or プラグマティック研究/al or プラグマチック試験/al or プラグマチック研究/al or プラセボ/al or プラシーボ/al or 偽薬/al or 偽剤/al or RANDOM/al or BLIND/al or "SINGLE MASK"/al or SINGLE-MASK/al or "DOUBLE MASK"/al or DOUBLE-MASK/al or "TRIPLE MASK"/al or TRIPLE-MASK/al or "TREBLE MASK"/al or TREBLE-MASK/al or "pragmatic trial"/al or "pragmatic clinical trial"/al or "pragmatic stud"/al or "pragmatic clinical stud"/al or PLACEBO/al⋯⋯⋯⋯⋯⋯⋯80,668 件

#6　#3 and（#4 or #5）⋯⋯⋯⋯⋯⋯⋯⋯⋯⋯⋯⋯⋯⋯⋯⋯⋯⋯⋯184 件

#7　向精神剤/th or 向精神剤/al or 向精神薬/al or 抗精神剤/al or 抗精神薬/al or 抗うつ剤/th or 抗うつ剤/al or 抗うつ薬/al or 抗鬱剤/al or 抗鬱薬/al or 精神安定剤/th or 精神安定剤/al or 精神安定薬/al or 抗不安剤/th or 抗不安剤/al or 抗不安薬/al⋯⋯⋯⋯⋯⋯93,494 件

#8　Benzodiazepines/th or（Benzodiazepines/th or ベンゾジアゼピン/al）or（Alprazolam/th or アルプラゾラム/al）or（Bromazepam/th or ブロマゼパム/al）or（Clonazepam/th or クロナゼパム/al）or（Diazepam/th or ジアゼパム/al）or（Flumazenil/th or フルマゼニル/al）or（Flunitrazepam/th or フルニトラゼパム/al）or（Flurazepam/th or フルラゼパム/al）or（Lorazepam/th or ロラゼパム/al）or（Nitrazepam/th or ニトラゼパム/al）or（Chlordiazepoxide/th or クロルジアゼポキシド/al）or クロラゼプ/al or クロラゼペ/al or（Medazepam/th or メダゼパム/al）or（Midazolam/th or ミダゾラム/al）or（Triazolam/th or トリアゾラム/al）or（Brotizolam/th or ブロチゾラム/al）or（Rilmazafone/th or リルマザホン/al）or（Lormetazepam/th or ロルメタゼパム/al）or（Estazolam/th or エスタゾラム/al）or（Quazepam/th or クアゼパム/al）or（Haloxazolam/th or ハロキサゾラム/al）or（Etizolam/th or エチゾラム/al）or（Clotiazepam/th or クロチアゼパム/al）or（Flutazolam/th or フルタゾラム/al）or（Fludiazepam/th or フルジアゼパム/al）or（Cloxazolam/th or クロキサゾラム/al）or（Flutoprazepam/th or フルトプラゼパム/al）or ロフラゼブ酸/al or（Mexazolam/th or メキサゾラム/al）or（Oxazolam/th or オキサゾラム/al）or benzodiazepin/al or（Alprazolam/th or Alprazolam/al）or（Bromazepam/th or Bromazepam/al）or（Clonazepam/th or Clonazepam/al）or（Diazepam/th or Diazepam/al）or Flumazeni/al or（Flunitrazepam/th or Flunitrazepam/al）or（Flurazepam/th or Flurazepam/al）or（Lorazepam/th or Lorazepam/al）or（Nitrazepam/th or Nitrazepam/al）or Chlordiazepoxid/al or Clorazepat/al or（Medazepam/th or Medazepam/al）or（Midazolam/th or Midazolam/al）or（Triazolam/th or Triazolam/al）or（Brotizolam/th or brotizolam/al）or（Rilmazafone/th or rilmazafone/al）or（Lormetazepam/th or lormetazepam/al）or（Estazolam/th or estazolam/al）or（Quazepam/th or quazepam/al）or（Haloxazolam/th or haloxazolam/al）or（Etizolam/th or etizolam/al）or（Clotiazepam/th or clotiazepam/al）or（Flutazolam/th or flutazolam/al）or（Fludiazepam/th or fludiazepam/al）or（Cloxazolam/th or cloxazolam/al）or（Flutoprazepam/th or flutoprazepam/al）or loflazepat/al or（Mexazolam/th or mexazolam/al）or（Oxazolam/th or oxazolam/al）······································30,763 件

#9　非ベンゾ/al or 非 BZ/al or（Zolpidem/th or ゾルピデム/al）or（Zopiclone/th or ゾビクロン/al）or（Eszopiclone/th or エスゾピクロン/al）or nonBZ/al or nonBZD/al or non-BZ/al or non-BZD/al or "non BZ"/al or "non BZD"/al or nonBenzodiazepin/al or non-Benzodiazepin/al or "non Benzodiazepin"/al or（Zolpidem/th or Zolpidem/al）or Zopiclon/al or Eszopiclon/al ······································1,505 件

#10　#6 and（#7 or #8 or #9）······································45 件

#11　（#10）and（PT= 症例報告・事例除く）······································44 件

#12　（#11）and（LA= 日本語, 英語）······································44 件

#13　#12 and DT=1900:2020 and PDAT=1900/1/1:2020/5/31······································44 件

[一次スクリーニング]

検索の結果得られた 428 件の文献のうち，題名・抄録のレビューにより 8 件を二次スクリーニングに採用した。

[二次スクリーニング]

一次スクリーニングで採用した 8 件の文献のうち，フルテキスト精読の結果，5 件を採用した。ハンドサーチによる追加文献はなし。

（松岡弘道，竹内恵美，久保田陽介，浅井真理子，蓮尾英明，阪本　亮）

Ⅳ章

資料

3 今後の検討課題

　以下の項目については，次回の改訂の際に再度検討することとした。エビデンスが十分ではない臨床疑問については，エビデンスとなる臨床研究が推進されることを期待する。

1 今回のガイドラインでは，対応しなかったこと

- 小児，若年者（18歳未満）が遺児・遺族となった場合の内容の記載
- 認知症患者の遺族となった場合の内容の記載
- 周産期の死別についての記載
- 急性ストレス障害（ASD），心的外傷後ストレス障害（PTSD）についての記載
- 死別後の不安症，解離症，身体症状症，既存精神疾患の増悪
- 薬剤の具体的な使用法（投与用量・方法，漸減・中止方法など）の記載
- ガイドラインの推奨を実臨床にどのように活用するかの理解を助ける「臨床の手引き」の作成
- ダイジェスト版など，より簡便な普及のためのツール作成
- 患者・家族・遺族を対象としたガイドラインの説明用ツールの作成
- 関係学会と協力したうえでの悲嘆や遺族ケアに関わる用語や概念の整理

2 推奨について，今後の検討や新たな研究が必要なこと

(1) 遺族の精神症状の発症予防
- 遺族の精神症状の発症予防を目的とした心理社会的支援についての検討
- 遺族の精神症状の発症予防を目的とした多職種連携介入の有効性と安全性についての検討

(2) 遺族の精神症状が与える影響
- 自殺，その後の余命，身体疾患（特に心血管疾患）などへの具体的なリスクの検討

(3) 遺族のリスクアセスメントとスクリーニングツール
- リスクアセスメントとハイリスク群のスクリーニングツールの開発とその有効性の検討

(4) 遺族の悲嘆・複雑性悲嘆の評価を行う時期と評価ツールの検討

(5) 遺族ケアのニーズ
- 遺族自身が望む遺族ケアについての検討
- 亡くなった患者の年代によって遺族に異なるニーズがあるのかについての検討

（例：CAYA 世代の患者と死別した遺族の場合など）

・死別後に頻度が高く出現する症状（例：怒り・罪責感・不眠など）への支援ニーズの検討

（6）精神心理的苦痛の強い遺族の精神症状に対する治療

①遺族の症状に対する薬物療法

・遺族の症状に対する各種薬剤の有効性と安全性についての検討

②症状別の非薬物療法

・一つひとつの非薬物療法（例：支持的精神療法，集団精神療法，マインドフルネス，対人関係療法，ピアサポートの有効性など）の適応と安全性についての検討，および効果検証

③遺族に対する多職種連携介入

・遺族に対する多職種連携介入の有効性と安全性についての検討

（7）遺族の精神心理的苦痛に対するケアの真のエンドポイントについての検討

（8）推奨全体

・包括的な遺族ケアプログラムとそのシステムの開発とその有効性の検討

（松岡弘道，明智龍男，大武陽一，久保田陽介，藤森麻衣子，瀬藤乃理子）

Ⅳ章

資料

4 用語集

あ

■ 愛着理論 (attachment theory)

ボウルビィが提唱した乳児と養育者の絆を形成する愛着行動に関する理論。愛着行動の観察研究から，自らの安全を確保するために，特定の対象との近接を維持しようとする行動を「愛着」と呼び，それが社会行動や人間関係などの内的ワーキングモデルの基礎となると考えられている。

■ あいまいな喪失 (ambiguous loss)

ポーリン・ボスが，死別のような確実な喪失とは異なる，あいまいで終結をみることのない喪失に対して提唱した概念。行方不明に代表される「さよならのない別れ」と，認知症に代表される「別れのないさよなら」の2つのタイプがある。

■ 遺族 (bereaved family)

一般的に「死者の後にのこった家族・親族」を意味することば。「重要他者」と呼ばれるような人を失った恋人や友人・知人なども深い悲嘆を経験するため，死別を経験するのは遺族だけではない。

■ 遺族ケア

死別に直面した人々への援助や支援。日本ではビリーブメントケア，グリーフケア，グリーフサポートといった用語も，同義的に用いられている。

■ 意味再構成モデル (meaning reconstruction model)

ニーマイヤーが提唱した考え方で，構成主義の観点から，悲嘆の過程における中心的な課題は，喪失の意味づけや，人生の意味・生きがいの再構築であると捉える。死別体験の個別性と能動性を強調する。

■ うつ病 (depression)

抑うつ気分，興味・喜びの減退，意欲低下，および不眠や食欲不振などの症状が随伴することもあり，日常生活・社会生活（仕事や人間関係など）に支障が出てしまうこと。本ガイドラインでは，学術用語である「うつ病」のほかに，抑うつ，うつ症状，抑うつ症状などの表現が慣用表現として使用されている。

か

■ 解離症 (dissociative disorders)

強いストレス因などによって生じる，意識，注意，認知（行動）の一過性変容で，意識，記憶，同一性，情動，知覚，行動などの正常な統合が破綻または不連続となる障害。強いストレス因としては，心的外傷体験，解決しがたく耐えがたい問題，あるいは障害された人間関係などが考えられている。解離症の患者では，自傷行為や過量服薬，自殺企図を起こしやすい。

■ 課題モデル (task model)

ウォーデンが提唱した概念で，死別後の適応過程を一連の課題の達成と考える。現象の生起に固定した順序を規定していない。課題の遂行

は死別を経験した人自身によって着手し，達成されなければならない。

■ 記念日反応（anniversary reaction）

　故人の命日や誕生日，故人との結婚記念日などが近づくと，故人が生きていた頃の記憶がよみがえり，気分の落ち込みなどの症状や悲嘆反応が再熱されること。命日反応とも呼ばれる。

■ グリーフケア（grief care）
　⇒遺族ケアの項を参照

■ グリーフワーク（grief work）

　リンデマンの造語であり，フロイトが述べたモーニングワーク（mourning work），悲哀の仕事，喪の作業と同義語。グリーフワークを行うことで，死者へのとらわれから解放され，故人が存在しない環境に再適応し，新たな人間関係を形成していく。

■ 継続する絆（continuing bond）

　クラスらが提唱した概念で，死別後も心のなかで故人との関係性が継続することを「絆」という言葉で表現した。物理的には存在しない故人との関係性は以前と同じではないが，絆は保たれる。

■ 向精神薬（psychotropic drug）

　精神疾患や精神症状の治療に用いられる薬物の総称。これらの薬物は通常，主な臨床適応によって命名される。抗うつ薬，抗精神病薬，気分安定薬，抗不安薬，睡眠薬，認知機能改善薬，精神刺激薬などがある。複数の適応をもっている薬物も多くあり，例えば選択的セロトニン再取り込み阻害薬（selective serotonin uptake inhibitor：SSRI）は，抗うつ薬でもあり，抗不安薬でもある。

■ 公認されない悲嘆（disenfranchised grief）

　ドカが提唱した概念で，公に喪に服する場や社会的サポートが得られにくい状況下の悲嘆のこと。社会的に悲しむ権利を剥奪されたという意味あいで disenfranchised が用いられている。代表的な例として，恋人や婚約者，同性愛者がパートナーを失った場合，流産や死産，自死やエイズによる死など。

■ 抗不安薬（anxiolytics）

　主に神経症やうつ病，身体疾患（心身症）などに使用される薬剤。マイナートランキライザーとも呼ばれる。比較的軽度の不安の緩和や，気分を落ち着かせることができる。眠くなることが多いため，睡眠補助薬として使われる場合もある。

さ

■ サポートグループ（support group）

　同じような経験をもつ人たちによる相互支援のための集まり。精神保健の専門家など当事者ではない第三者が組織して運営を行う。同じメンバーで一定期間行う閉鎖型のグループと，毎回メンバーの入れ替わりがあり，継続的に行われる開放型のグループがある。

■ 持続性複雑死別障害（persistent complex bereavement disorder）

　複雑性悲嘆に関して，DSM-5 において，公式な精神疾患としての採用は見送られたが，「さらなる研究を要する疾患」として位置づけられた名称。持続性複雑死別障害という疾患名と診断基準が提示された（DSM-5-TR の診断基準はP119 を参照）。

■ 死別，死別反応＝ビリーブメント（bereavement）

　死によって重要他者を亡くすという経験をした個人の状況，およびそれに伴う反応。

116

■ 重要他者（significant others）
　最愛の家族や大切な人。

■ 心身症（psychosomatic disease）
　身体疾患のなかで，その発症や経過に，心理・社会的な因子が密接に関与し，器質的病変，ないし機能的障害が認められる病態をもつ身体疾患。ただし，神経症やうつ病など，他の精神障害に伴う身体症状は除外する。

■ 心的外傷後成長（posttraumatic growth）
　テデスキらが提唱した概念で，死別などの外傷的な出来事をきっかけとした精神的なもがきの結果，経験される肯定的な心理的変化や人間的な成長。

■ スティグマ（stigma）
　ある特定の人間や集団に，心ない偏見や差別が向けられることによる羞恥や恥辱，不名誉な烙印を表す用語。拒絶されたり，差別されたり，社会の異なる領域に参加することを拒否されたりする。

■ セルフヘルプグループ（self-help group）
　同じ悩みや障害をもつ人たちによって作られた小グループ。当事者同士が支え合いながらグループを運営し，みずからの問題に向き合うことを目的とする。故人との続柄別や死因別の遺族のグループもある。

■ 遷延性悲嘆症（仮訳）（prolonged grief disorder）
　世界保健機関（WHO）のICD-11において，複雑性悲嘆に関して，精神障害として新たに位置づけられた診断名。また，DSM-5-TRでも，持続性複雑死別障害（DSM-5）に代わり，この診断名が採用された（P119参照）。中核症状は，故人を嘆き求めること，故人に対するとらわれであり，持続的な強い悲嘆反応が心理的苦痛を継続させる。

■ 喪失（loss）
　生活や人生にとって大切と思う何かを失い，それが本人にとって重大な意味をもつ体験。愛着および依存，あるいは自己愛の対象を失う体験は「対象喪失」とも呼ばれる。

た

■ 段階モデル（stage model）・位相モデル（phase model）
　ボウルビィやパークスらによって提唱された概念で，主に遺族の精神内界や行動に関する性質や順序について描出し，原則として喪失後の反応を時間に沿って順序づけようと試みるものである。

な

■ 二重過程モデル（dual process model）
　シュトローベらによる，遺族が死別に対処する過程を示したモデル。死別の対処過程は，故人との関係や絆に焦点を当てた「喪失志向コーピング」と，現実の新しい生活に注目した対処を行う「回復志向コーピング」の両方が揺らぎながら進むことで，心理的な回復過程が進むというもの。

■ 認知行動療法（cognitive behavioral therapy）
　人間の気分や行動が認知のあり方（ものの考え方や受け取り方）の影響を受けることから，認知の偏りを修正することで，問題解決を手助けすることを目的とした精神療法。

は

■ 悲嘆，悲嘆反応＝グリーフ（grief）
　喪失に対するさまざまな心理的・身体的・行動的な変化や症状を含む情動的反応。通常，重要他者の死によって経験される悲嘆は，次第に

減弱する正常な反応である。反応や症状の種類や強さ，持続期間に関しては個人差が大きく，個人内でも変動する。

■ **非薬物療法**（non-pharmacological treatment）

薬物を用いない治療的なアプローチ。リハビリテーション，心理療法，アロマセラピー，音楽療法，アニマルセラピー，ウォーキングなど，さまざまな治療法の総称。

■ **ビリーブメントケア＝死別のケア**（bereavement care）

⇒遺族ケアの項を参照

■ **不安症**（anxiety）

不安・心配の感情が強くなり，そのことで日常生活・社会生活（仕事や人間関係など）に支障が出てしまう，最もよくみられる精神疾患の一つ。限局性恐怖症〔例：動物（虫など），自然環境（高所など），血液・注射・負傷（注射針など）〕，社交不安症，パニック症，広場恐怖症，全般不安症などが代表的な病態である。

■ **複雑性悲嘆**（complicated grief）

通常の悲嘆に対して，症状の持続期間と強度が通常の範囲を超え，心理的，社会的，職業的，その他の重要な領域において，悲嘆によって深刻な機能の低下が継続している状態。

ま

■ **喪・服喪**（mourning）

悲嘆の公の表明であり，社会や文化のなかで宗教的信念や慣習に基づき形成された悲嘆を表す表現あるいは行動。死を受けて，喪服を着たり，喪章をつけること，遺族が一定期間，儀礼的に日常生活を慎みやかに送ることなどがある。

■ **喪の作業**（mourning work）

⇒グリーフワークの項を参照

や

■ **予期悲嘆**（anticipatory grief）

患者の死が近いことが予期される時に，実際の死別が起こる以前から患者・家族が経験する悲嘆。否認される傾向があることや希望を含むことが特徴である。

ら

■ **レジリエンス**（resilience）

「ストレスに対する復元力・回復力」という意味で用いられる概念で，広義には，個人，あるいは集団（例えば家族）が本来，もっている強さ，特長などを表す。もともと物理学の分野で使われていた用語が，現在は医療・福祉などさまざまな分野で，「自らの力で回復し，健康に生きる力」「良好な適応力」などを示す用語として広く使用されている。

欧文

■ **DSM**

「Diagnostic and Statistical Manual of Mental Disorders」の略称。米国精神医学会が作成している精神障害の診断と統計マニュアル。2013年5月に第5版（DSM-5）が発行され，2022年現在，使用されている。

■ **ICD**

「International Classification of Diseases」の略称。世界保健機関（WHO）が作成している国際疾病分類。2019年に約30年ぶりに第11回改訂版（ICD-11）を公表し，2022年現在，使用されている。

Ⅳ章

資料

■ PTSD（心的外傷後ストレス障害）

　「posttraumatic stress disorder」の略称。実際にまたは危うく死ぬ，深刻な怪我を負う，性的暴力を受けるなど，精神的衝撃を受けるトラウマ（心的外傷）体験にさらされたことで，再体験・回避や麻痺・過覚醒などの特徴的なストレス症状を示す。

（松岡弘道，坂口幸弘，瀬藤乃理子）

Prolonged Grief Disorder の診断基準（DSM-5-TR）

　本ガイドライン作成中の 2022 年 3 月に DSM-5-TR が発刊され[1]，そのなかでは持続性複雑死別障害に代わり，「Prolonged Grief Disorder（F43.8）」が心的外傷およびストレス因関連障害群（Trauma-and Stressor-Related Disorders）の独立した疾患単位として位置づけられた。以下に診断基準を示した。なお利便性のために日本語訳を付記したが，これは正式なものではなく，あくまで本ガイドライン委員会の試案であることに留意していただきたい。

＊　　　＊　　　＊

診断基準：Prolonged Grief Disorder（日本語訳は本ガイドライン委員会による試案）

原文	日本語訳
A. The death, at least 12 months ago, of a person who was close to the bereaved（for children and adolescents, at least 6 months ago）.	A. 親しい関係にあった人の死を少なくとも 12 カ月前に経験（小児および青少年については，少なくとも 6 カ月前）
B. Since the death, there has been a grief response characterized by one or both of the following, to a clinically significant degree, nearly every day or more often for at least the last month： 1. Intense yearning/longing for the deceased person 2. Preoccupation with thoughts or memories of the deceased person（in children and adolescents, preoccupation may focus on the circumstances of the death）	B. その死以来，少なくとも 1 カ月間，ほぼ毎日，あるいはより頻繁に，臨床的に意味のある程度で，以下のいずれか，あるいは両方によって特徴づけられる悲嘆の反応があった 1. 故人への強い思慕・持続的なあこがれ 2. 故人に対する考えや記憶へのとらわれ（小児および青少年では，死の状況にとらわれることがある）
C. As a result of the death, at least 3 of the following 8 symptoms have been experienced to a clinically significant degree since the death, including nearly every day or more often for at least the last month： 1. Identity disruption（e.g., feeling as though part of oneself has died） 2. Marked sense of disbelief about the death 3. Avoidance of reminders that the person is dead（in children and adolescents, may be characterized by efforts to avoid reminders） 4. Intense emotional pain（e.g., anger, bitterness, sorrow）related to the death 5. Difficulty with reintegration into life after the death（e.g., problems engaging with friends, pursuing interests, planning for the future） 6. Emotional numbness（i.e., absence or marked reduction in the intensity of emotion, feeling stunned）as a result of the death 7. Feeling that life is meaningless as a result of the death 8. Intense loneliness（i.e., feeling alone or detached from others）as a result of the death	C. 死の結果として，以下の 8 つの症状のうち少なくとも 3 つが，死後，少なくとも 1 カ月間，ほぼ毎日，またはそれ以上の頻度で，臨床的に意味のある程度に存在している 1. 自己の同一性の崩壊（自己の一部が死んだような感覚など） 2. 死が起きたことを著しく信用しない 3. 死を想起させるものからの回避（子供や青少年では，思い出させることを避けようとすることが特徴的である場合がある） 4. 死に関連した強い情動的苦痛（例：怒り，恨み，悲しみ） 5. 死後の生活への復帰の困難さ（例：交友関係，興味を追求すること，将来の計画を立てたりすることなどの問題） 6. 死の結果，情動が麻痺する（例：感情の強弱がない，または著しく低下する，茫然自失するなど） 7. 死の結果，人生が無意味であると感じる 8. 死の結果，強い孤独感を感じる（例：ひとりぼっちである，他人から切り離されていると感じるなど）

（つづく）

D. The disturbance causes clinically significant distress or impairment in social, occupational, or other important areas of functioning.	D. その障害は，臨床的に意味のある苦痛，または社会的，職業的，または他の重要な領域の機能の障害を引き起こしている
E. The duration and severity of the bereavement reaction clearly exceeds expected social, cultural, or religious norms for the individual's culture and context.	E. その死別反応の期間および重症度は，その個人の文化および状況に対して予想される社会的，文化的，または宗教的な標準を明らかに超えている
F. The symptoms are not better explained by major depressive disorder, posttraumatic stress disorder, or another mental disorder, or attributable to the physiological effects of a substance（e.g., medication, alcohol）or another medical condition.	F. その症状は，大うつ病性障害，心的外傷後ストレス障害，他の精神障害，あるいは，ある物質の生理学的作用（例：薬物，アルコール）または他の医学的状態に起因するものによってよりよく説明されない

※日本語訳は本ガイドライン委員会による試案のため，転載不可とする。

（明智龍男）

▌文　献

1）American Psychiatric Association. Diagnostic and Statistical Manual of Mental Disorders, Fifth Edition, Text Revision（DSM-5-TR）. pp322-7, American Psychiatric Publishing, Washington, DC, 2022

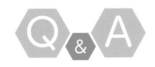

Q1　遺族が，落ち込んでいます。励ましてもよいですか？

　A　親族や大切な人を亡くした際に，遺族は大きな悲しみや絶望の真っ只中にいます。遺族には，まずはねぎらいやお悔やみの言葉を伝えましょう。ねぎらいの言葉として，「しっかりするのよ」「頑張れ」は禁句です。代わりに，「よく頑張ったね」「悲しいなかで，よくやっているよ」といったねぎらいの言葉があります。

　次に，助言する，励ますではなく，「聴く」ことに徹してください。助言や安易な励ましは，遺族を傷つけたり負担になることがあります。相手の言葉にしっかりと耳を傾け，否定することなく，遺族の思いを聞きましょう。自身の思いを安心して話すことができること自体が，とても大きな支えになります。

　逆に，遺族を傷つける言葉としては，「いつまでも落ち込んでいたらダメだよ」「悪くなる時に何か気づかなかったの？」「寿命だったのよ」などの言葉があります。こういった言葉かけを聞いた場合は，「そんな言葉をかけられると余計につらくなるよね」「あんな言葉は気にしなくていいのよ」と遺族をかばうことも大事でしょう。

（Ⅱ章 総論 2-4「遺族への具体的な支援」，総論 3-2「遺族ケアで注意すべき点―役に立たない援助―」参照）

Q2　眠れないと訴える遺族がいます。睡眠薬を使っても構わないと伝えてもよいですか？

　A　大切な人を亡くした遺族は，そうでない人と比べて不眠を訴える割合が高いことが複数の研究で報告されています。死別が睡眠状態に影響を及ぼしていると感じている遺族は 3 割にのぼります。

　不眠が続くと不眠に対する心配から，寝なければならないという緊張や，途中で目が覚めてはいけないなどの睡眠状態へのこだわりのために，なおさら不眠が悪化するという悪循環に陥ることもあります。日中運動したり，夜にリラックスするなどの日々の工夫で効果が出ない時には，医師に相談することを検討してみてください。睡眠薬は医師の指示通りに適切に使用すれば，過度に心配する必要はありません。

　一方で，不眠は抑うつの主要な症状の一つでもあります。また，睡眠の質については，ネガティブな感情や反芻（はんすう）傾向との関係が示唆されていて，死別後の悲嘆反応とも関連があることが推測されています。そのため，不眠に加えて，気持ちの落ち込みなど気になることがあれば，精神保健の専門家に相談することも検討してみてください。

Q3 心配な遺族がいますが，近くに診てくれそうな専門家がいません。どうすれば良いですか？

A 本ガイドラインではさまざまな遺族ケアの対応法が述べられていますが，それでも自分だけで対応することに不安をもつ医療者の方もいると思います。このような場合，専門家への相談や紹介を検討すると思いますが，専門家へのつながりやすさは地域差があるのが現状です。

まずはインターネットなどで，「都道府県（場合によっては○○地方）」と「遺族ケア外来」や「グリーフケア外来」などを掛け合わせて検索してみてはいかがでしょうか？この方法でいくつかの施設が引っかかるようであれば，遺族の直接の受診が難しくても，相談にはのってくれるかもしれません。

また，さまざまな学会などの情報も有用です。一例を挙げると，日本サイコオンコロジー学会では登録精神腫瘍医制度を設けており，登録医の一覧を見ることができます※。受診の方法まで記載してありますので，近くの施設であれば受診していただくことも可能かもしれません。

相談できる専門家が見つからない場合は，まず自殺のリスクがないかを，確かめましょう。遺族に「死にたくなったり，自分を傷つけたくなったりすることはありませんか？」と聞いてみてください。もし Yes の場合は，周囲の人たちの見守りやサポートを強化し，地域の精神保健福祉センターに電話で相談しましょう。本人が受診しなくても，支援する人が一人でかかえ込まないことが大切です。また，No の場合でも，強い落ち込みや心身の不調がみられる場合は，近医の受診を勧めるとともに，地域の保健師に相談することも1つの方法です。保健師は，メンタルヘルスの専門家に限らず，その地域のサポート資源を熟知しています。支援する人が地域でネットワークをつくり，共に見守りながら，遺族の方の長期の歩みを支えていくことが重要です。

心配な遺族がいる場合は遺族をケアする側も一人でかかえ込むことなく，相談できる人を探して支援していきましょう。

（藤森麻衣子，大武陽一）

※ https://jpos-society.org/psycho-oncologist/doctor/

これからのとき（悲嘆の小冊子）

　死別後に生じる悲嘆の体験について説明した小冊子「これからのとき　大切な方を亡くしたあなたへ」は，遺族ケアを行ううえで有用なツールの一つです。以下に一部を抜粋して紹介します。

[はじめに]

　家族や友人など大切な方を亡くしたとき，人は悲しみという感情だけでなく様々な心と体の変化を経験します。そして，その人がもう存在しないということはもちろんのこと，一緒に過ごした時間をもう二度と取戻すことができないということや，かなえることができなくなった夢を想って心に痛みを感じます。また，日常生活にも多くの変化が起こり，人生がまったく違ったものになってしまったと感じるかもしれません。

　最初はあまりに突然の大きな変化にとまどい，どうしたらよいのか途方にくれてしまうこともあります。しかし，自分の心や体にとって必要なものを振り返ってみることは，今のあなたにとって大切なことです。

これからのとき
大切な方を亡くしたあなたへ

　一人ひとりの「悲しみ方」は違います。悲しみの波は日々変化し，少し元気になったかと思うときもあれば，突然大きな悲しみが襲って，あなたを不安にするときもあるかもしれません。それもすべて自然なことなのです。

　この小冊子では，死別後に起こる悲しみの体験をわかりやすく説明しています。これが，あなたの悲しみをやわらげるきっかけになることを願っています。

〔遺族支援システム研究会 編. これからのとき　大切な方を亡くしたあなたへ. 公益財団法人日本ホスピス・緩和ケア研究振興財団，2006 より抜粋〕

　　　　　　　　　※小冊子の全文は以下からダウンロードできます。
　　　　　　　　　https://www.hospat.org/from-now-on.html

加藤雅志先生を偲んで

　本ガイドラインを作成中の 2021 年 6 月 11 日にガイドラインの作成委員のおひとりであった加藤雅志先生が急逝されました。

　加藤先生は，お若いながら日本サイコオンコロジー学会の主要メンバーのおひとりであり，理事として長年ご活躍してこられました。彼はその人柄と実行力から，学会員のみならず多くの関係者にとって何人にも代えがたい存在でしたので，その喪失の大きさは筆舌に尽くしがたいものがございます。個人的には本ガイドラインのみならず多くの仕事を通しての，まさに盟友とも呼ぶべき存在でした。今回のガイドライン作成の母体になった厚生労働科学研究費補助金・がん対策推進総合研究事業「がん患者の家族・遺族に対する効果的な精神心理的支援法の開発研究」班の研究者としてご活躍いただいておりましたが，加えて，私が代表を務めていた令和 3 年度開始の厚生労働科学研究費補助金・がん対策推進総合研究事業「AYA 世代のがん患者に対するスマートフォンによる医療・支援モデル介入効果の検証」にも参画していただいておりました。加藤先生の能力と熱意と責任感，そして誠実なお人柄から，大切な研究班などの仕事ではいつも加藤先生にお力添えいただいておりました。

　思えば，私が加藤先生に初めてお目にかかったのは，彼がまだ慶應大学の学生だったころ，将来サイコオンコロジーや緩和ケアを専門にしたいと，当時私が勤務していた国立がんセンターを彼が訪問されたときでした。医療や医学に対する想いを熱く語られた加藤先生の姿は今でも鮮明に覚えています。その後もことあるごとに会ってはさまざまなことを語り合って来ましたが，特に記憶に強く残っているのが，彼が医系技官として厚生労働省に着任されていた時期です。加藤先生は毎日深夜に及ぶ激務をこなされながらも，日本のがん医療の在り方を真剣に考えておられました。当時緩和ケア普及のための地域プロジェクト（OPTIM）が実施されていましたので，緩和ケアに従事される多くの医療者の方も彼と一緒に仕事をされていたかと思います。その後は国立がんセンターに移られ，冒頭でご紹介したようにさまざまな仕事をご一緒させていただきました。ご無理をお願いしても，最後にはいつも明るく「わかりました，私でよければお引き受けさせていただきます」と言ってくださった加藤先生の言葉とそのときの表情が忘れられません。お亡くなりになられた 6 月 11 日の前日の夜にもこのガイドライン作成に関してのオンラインによる班会議でご一緒させていただいておりました。職場でご逝去されたと翌朝連絡をいただいた際には驚きのあまり現実感がわきませんでした。私どもの度重なる無理なお願いが加藤先生に激務を強いることになり，結果的にお身体の負担につながったのではと申し訳ない気持ちがよぎります。

　何より，ご家族がおつらいことと思います。お気持ち，いかばかりかとご心中を拝察し，申し上げる言葉もございません。

　今回の出来事は，遺族ケアガイドラインを作成している時期においてのことでした。何か特別な意味があるのではないかとすら考えてしまいます。加藤先生の願いの一つは，きっと本ガイドラインがよいものになり，多くの方に役立てることができることかと拝察いたします。いずれにしましても，本ガイドライン作成に加わってくださっていた加藤先生のご遺志を一同で受け継いで参りたいと思います。

加藤先生から学ばせていただいたことの一端を記し，感謝の言葉に代え，ここに先生のご冥福を心よりお祈り申し上げます。

名古屋市立大学大学院医学研究科精神・認知・行動医学分野
明智龍男

加藤雅志先生の御略歴

加藤雅志先生は，1999年に慶應義塾大学医学部をご卒業され，東海大学，埼玉県立精神医療センターおよび埼玉県立がんセンターなどを経て，2006年から厚生労働省健康局総務課がん対策推進室（当時）に勤務されました。2009年からは，国立がんセンターがん対策情報センターに異動され，以降，わが国のサイコオンコロジー，緩和医療の発展にご尽力されました。

和文索引

欧文索引

がん医療におけるこころのケアガイドラインシリーズ 3
遺族ケアガイドライン 2022 年版
がん等の身体疾患によって重要他者を失った遺族が経験する
精神心理的苦痛の診療とケアに関するガイドライン

2022 年 6 月 30 日　第 1 版（2022 年版）第 1 刷発行	
2023 年 2 月 10 日　　　　　　　　第 2 刷発行	

編　集　　一般社団法人 日本サイコオンコロジー学会
　　　　　　一般社団法人 日本がんサポーティブケア学会

発行者　　福村　直樹

発行所　　金原出版株式会社
　　　　　　〒113-0034 東京都文京区湯島 2-31-14
　　　　　　電話　編集　（03）3811-7162
　　　　　　　　　営業　（03）3811-7184
　　　　　　FAX　　　　（03）3813-0288
　　　　　　振替口座　00120-4-151494
　　　　　　http://www.kanehara-shuppan.co.jp/

©2022

検印省略

Printed in Japan

ISBN 978-4-307-10217-9　　　　　印刷・製本／三報社印刷㈱

WEB アンケートにご協力ください
読者アンケート（所要時間約 3 分）にご協力いただいた方の中から
抽選で毎月 10 名の方に図書カード 1,000 円分を贈呈いたします。
アンケート回答はこちらから ➡
https://forms.gle/U6Pa7JzJGfrvaDof8